LIA LINDMANN

Leichter leben mit Lipödem

Lebensstil verändern, Schmerzen lindern
Das bewährte Selbsthilfe-Programm

Mein Weg zu 40 kg weniger Gewicht und mehr Mobilität

humboldt

INHALT

VORWORT

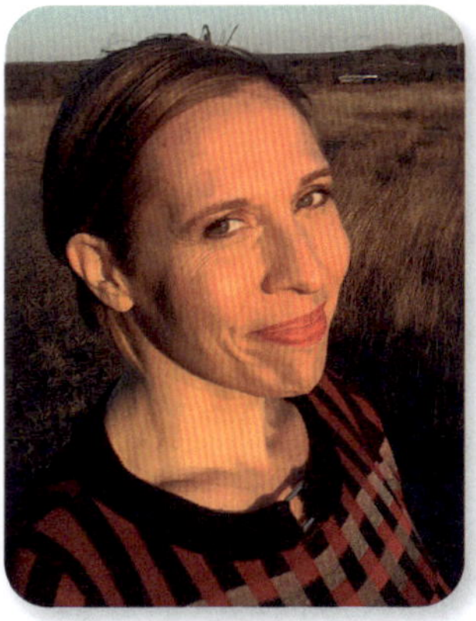

Liebe*r Leser*in,

als bei mir die chronische Fettverteilungsstörung „Lipödem“ diagnostiziert wurde, war ich in mehrfacher Hinsicht schlecht beraten: Ich hatte einen Arzt, der mir nicht erklärte, was diese Diagnose bedeutete. Im Internet fanden sich Halbwahrheiten und Schreckensgeschichten. Und ich stieß scheibchenweise auf Informationen, die mich glauben ließen, es handele sich um einen Schicksalsschlag unsäglichen Ausmaßes. Ich hatte die Erkrankung damals bereits seit 14 Jahren, aber niemand hatte sie über all die Jahre erkannt.

Während mein Physiotherapeut meinte, ohne Humor müsse man sich mit dieser Diagnose von der Brücke stürzen, war ich selbst noch damit beschäftigt, mich für die Lage, in die ich – vielleicht doch selbst verschuldet? – geraten war, zu verurteilen und darüber zu weinen, dass ich nun Kompressionstrümpfe tragen musste, die vermeintlich doch nur Urgroßmütter tragen sollten.

Umso mehr bemühte ich mich, alles über das Lipödem herauszufinden. Doch was ich erfuhr, war oft unspezifisch oder widersprüchlich: Kohlenhydratarme, fettreduzierte oder eiweißarme Ernährung hießen einige Theorien, die sich allerdings zu widersprechen schienen. Gleichzeitig sagten viele, die Ernährung habe gar keinen

Einfluss, an den betroffenen Stellen abzunehmen sei grundsätzlich unmöglich, Besserung ohnehin nicht zu erwarten.

Aus den Ratschlägen hilfreicher Ärzte*innen und Physiotherapeuten*innen, aus Fachliteratur zu Ernährung, Sport und Lipödem-Therapie bastelte ich mein eigenes Konzept. Dieses ist für mich so erfolgreich geworden, dass mich Fachleute und andere Patientinnen ermutigt haben, es niederzuschreiben. Das Lipödem, das nahezu ausschließlich bei Frauen auftritt, ist nicht ohne Weiteres heilbar. Und doch fühle ich mich heute – 7 Jahre nach der Diagnose und vermutlich 20 Jahre nach Beginn der Erkrankung – leichter und besser als zu jedem anderen Zeitpunkt seit der Pubertät. 35 kg Körpergewicht und unzählige Umfangszentimeter sind verschwunden, obwohl es ursprünglich nur mein Ziel war, ein Voranschreiten des Lipödems zu verhindern.

Mein Weg ist sicher nicht der einzige, der zu Erleichterung führen kann. Trotzdem habe ich ihn in diesem Buch skizziert, damit jede Frau mit Lipödem daraus ziehen kann, was sie für sich als unterstützend erlebt.

Aus insgesamt 22 Möglichkeiten, mit einem Lipödem besser zu leben, kann jede Leserin entscheiden, was sie ausprobieren möchte, für blödsinnig hält oder was sie vielleicht in Erwägung ziehen möchte. Auch aus den ergänzenden Checklisten im Anhang kann man sich nach den eigenen Bedürfnissen bedienen.

Betroffene haben oft tausende Fragen und brauchen Begleitung bei der Therapie. In diesem Buch soll es darum gehen, entgegen allen Prognosen die Behandlung zu einem optimalen Verlauf zu bringen. Und somit den eigenen Gesundheitszustand nicht nur zu erhalten, sondern sogar zu verbessern.

Meine steile These lautet: Das Lipödem schreitet besonders dann voran, wenn wir zu wenig auf die Bedürfnisse unseres Körpers hören und ihm deshalb kaum zu einer stabilen Gesundheit verhelfen können. Daher ist ein wichtiges Herzstück dieses Buches dein Symptomtagebuch. Mithilfe dieser Vorlage (du kannst sie dir einfach kopieren) im Anschluss an die 22 Möglichkeiten für ein leichteres Leben bekommst du hoffentlich Hinweise darauf, was dir persönlich guttut und speziell bei dir zu einer Besserung führen kann.

Dieses Buch ist für alle geschrieben, die ein bisschen mitlachen, mitweinen und vor allem mitsuchen wollen – nach Wegen, wie man es dem Lipödem mit gesunden Methoden schwermachen kann, sich zu verschlimmern. Und mit vielen Ideen, wie auch du deine Lebensqualität verbessern und viele glückliche Momente erleben kannst.

Deine

Lia Lindmann

Widmung

Für alle die, die kämpfen
oder keine Kraft dazu haben,
die mutlos sind oder mutig,
stark oder schwach,
hoffnungsvoll oder desillusioniert,
beweglich oder eingeschränkt;
die schon lange wissen,
dass etwas anders ist als bei anderen,
oder nicht sicher sind,
was los ist, mit ihrem Körper.
Die, die selbstbewusst sind oder sich nicht vor die Tür trauen,
die in der Aufklärung aktiv sind oder nicht,
die andere unterstützen
oder sich kaum selbst unterstützen können.
Und die, die all dies auf einmal sind.
Mal so.
Und mal so.
Jeden Tag neu.

MEINE GESCHICHTE

Dass es sich bei den Schmerzen und Fettansammlungen, die das Lipödem verursacht, um eine Erkrankung handeln könnte, die nicht selbst verschuldet ist, kommt vielen Betroffenen gar nicht in den Sinn. Sie sind verzweifelt, weil sie spüren, dass etwas nicht stimmt. Häufig geben sie sich selbst die Schuld daran und denken: „Wenn ich so dick bin, ist es kein Wunder, dass meine Beine wehtun." Bis sie schließlich die Diagnose bekommen. Bei einem unbehandelten Lipödem wachsen die krankhaften Fettzellen stetig weiter und oft kommt zusätzliches Übergewicht dazu. Häufig kommt es dadurch zu Folgeerkrankungen, insbesondere orthopädische Probleme stellen sich ein: Gelenkschmerzen, Platt- oder Senkfüße und Knieschmerzen sind etwa Folgen des hohen Beingewichts.

Ich selbst nahm über die Jahre immer mehr zu und wusste gar nicht, wie ich das aufhalten sollte. Schon seit meiner Pubertät hatte ich mich für gesunde Ernährung interessiert und beinahe hätte ich sogar Ernährungswissenschaften studiert. Dennoch hatte ich mit 23 Jahren schon 10 kg Übergewicht, vor allem an den Beinen und Armen. Mit 25 Jahren waren es 20 kg und mit 28 Jahren 30 kg. Ich konnte mir quasi beim Zunehmen zusehen, aber ich konnte nichts dagegen tun. Ich wusste nicht mehr weiter.

Da das Lipödem stetig wächst, werden auch die Schmerzen graduell größer. Da man sich langsam daran gewöhnt, ist vielen betroffenen Frauen gar nicht klar, dass es eben nicht normal ist, beim Gehen und

Stehen solche Schmerzen zu empfinden. Und dass es auch ungewöhnlich ist, wenn man immerzu sitzen und liegen möchte. Irgendwann kommt man nur zu dem Schluss, es läge an der eigenen Faulheit und mangelnden Fitness, was wiederum zu Schuldgefühlen und Frustration führen kann. Die Schmerzen und Stauungsgefühle, die man empfindet, hält man vielleicht für das, was landläufig als „innerer Schweinehund" bezeichnet wird – für etwas, das man überwinden sollte, wenn man Sport treiben möchte.

Es fällt zwar schwer zu verstehen, warum andere Menschen auch gerne mal stehen oder mit Freude joggen gehen, aber auch das wird oft nur damit erklärt, dass diese Menschen eben disziplinierter sind und aufgrund ihrer Fitness ein besseres Bindegewebe haben. Auch an große und kleine Hämatome gewöhnt man sich schnell und denkt: „Ich kriege eben schnell blaue Flecken." Dass ich zum Beispiel schon beim Tragen von Inlineskates, Schlittschuhen oder Skischuhen massive Schmerzen an meinem geschwollenen Unterschenkel hatte, die mir den Spaß am Sport verdarben, sortierte ich in die Kategorie: „Das ist halt so." Dabei war ich als Jugendliche recht sportlich gewesen, trainierte 2 bis 5 Stunden pro Woche im Ruderboot. Ich nahm mit meinen Freundinnen an Regatten teil, war bei „Jugend trainiert für Olympia" aktiv und mochte Sport sehr. In der Oberstufe war Sport mein bestes Schulfach! Nur beim Joggen konnte ich nie wirklich mithalten. Da schien ich einfach viel mehr Beschwerden zu haben als meine gleichaltrigen Sportkameradinnen.

Irgendetwas zog mich nach unten. Ich litt auch psychisch unter meinen dicken Oberschenkeln. Das Lieblingshobby meiner Freundinnen, shoppen gehen, war für mich nur mit Tränen und Selbstablehnung verbunden.

Eine oft verdrängte Krankheit

Und damit bin ich nicht alleine. Verschiedene Studien zeigen, dass im Mittel bis zu 10 Prozent aller Frauen betroffen sind. Häufig beginnt das Lipödem in einer Phase hormoneller Veränderungen wie in der Pubertät, aber zum Beispiel auch in der Schwangerschaft. Ich sehe häufig Menschen, bei denen ich aufgrund der Körperproportionen ein Lipödem vermute. Und auch sonst spricht vieles dafür, dass sie betroffen sein könnten: Sie vermeiden das Stehen und Gehen, verhüllen ihre Beine auch im wärmsten Sommer in dunklen, langen Hosen und Röcken. Und sie haben unerklärliche blaue Flecken. Doch darauf angesprochen sagen sie häufig: „Ich habe das nicht. Nein, das kann ich mir nicht vorstellen." Tatsächlich vergehen zwischen Entstehung und Diagnose eines Lipödems oft weit mehr als 10 Jahre. Eine Zeit, in der sich bei mir innerlich Angst breitmachte – während mein Körper äußerlich wuchs und mehr und mehr Fettmassen anhäufte. Ich hatte doch schon alles versucht, um das Zunehmen aufzuhalten. Ich war die, die überall einen Apfel aus der Handtasche zog, wenn die anderen einen Döner aßen. Aber mein Körper wucherte immer weiter. In den ersten Jahren dachte ich gar nicht daran, dass ich mich damit an Ärzte*innen wenden könnte. Die Signale meiner Umgebung waren eindeutig: mehr Disziplin, weniger Essen, mehr Sport. Doch zum Sport konnte ich mich immer seltener aufraffen. Erst nach einigen Jahren wandte ich mich an einen Mediziner: „Ich leide unter meinem Übergewicht", sagte ich. „Was kann ich tun?" „Essen Sie weniger", bekam ich zur Antwort. „Sie wissen doch schon selbst, wie man abnimmt", meinte ein anderer Arzt. Und wieder ein anderer empfahl mir, morgens das Brot in mehrere Stücke zu schneiden. Das sehe dann nach mehr aus.

Erst als ich vor allem nachts so starke Schmerzen hatte, dass ich nicht mehr schlafen konnte, meine Beine heiß waren und ich Berührungen in keiner Form mehr ertragen konnte, beschloss ich, einen Spezialisten, einen Haut- und Venenarzt aufzusuchen. Meine Beine juckten inzwischen so sehr und waren derart geschwollen, dass ich befürchtete, die Haut könnte reißen. Ich dachte, ich hätte entweder eine schwere Hautkrankheit oder extreme Venenschwäche, bei der die Krampfadern nur darauf warteten, aus der Haut herauszukommen. Der Dermatologe und Phlebologe, in dessen Hände ich mich begab, führte im Schnellverfahren die Anamnese und klinische Untersuchung durch und diagnostizierte – Lipödem. Ob in meiner Familie noch jemand dicke Beine habe, fragte er. Und seit wann meine Beine dick seien. „Seit der Pubertät“, sagte ich unter Tränen. Was die Diagnose, die ich gerade erhalten hatte, bedeutete, erklärte mir dieser Arzt leider nicht. Er gab mir lediglich ein Rezept für eine Kompressionsversorgung und sagte: „Auf Wiedersehen!“ Seine sehr knappe und emotionslose Art ließ mich ratlos zurück.

Nun hatte ich also eine Diagnose und eine Verordnung für Kompressionsstrümpfe. Warum es wichtig war, diese zu tragen, wusste ich nicht. Um ehrlich zu sein: Ein halbes Jahr lang schob ich die Anpassung der Strümpfe vor mir her und irgendwie dachte ich auch nicht, dass mein Zustand durch Kompressionsstrümpfe besser werden könnte. Erst nach 6 Monaten ging ich zur Strumpfanpassung. Was darauf folgte, war eine Tortur, die sicher vielen anderen Patientinnen bekannt vorkommt.

Schreckgespenst Diagnose

Ich habe diese Zeit als Katastrophe erlebt: Ärzte*innen, Physiotherapeuten*innen und Sanitätshaus-Mitarbeiter*innen schauten mich stets so mitleidig an, dass ich überzeugt war, mit einem Lipödem kann das Leben nur schlimmer und schlimmer werden. „Progredient“, zu Deutsch „fortschreitend“ war das Schlagwort, das mich ahnen ließ, was noch auf mich zukommen sollte. Bereits jetzt war meine Lebensqualität aufgrund von Schmerzen, Druck und der schieren Masse meiner Beine sehr gering. Und das sollte noch schlimmer werden?

Eine klare Auskunft konnte und wollte mir diesbezüglich niemand geben. Als Patientin im Internetzeitalter ist es da naheliegend, die eigene Erkrankung zu googeln. Dabei stößt man auf Bilder, Reportagen und Forenberichte, die so erschreckend sind, dass man tatsächlich glaubt, das Leben habe von nun an nur noch Negatives zu bieten: wachsende Fettlappen, Elefantiasis (durch Lymphstauung bedingtes extremes Anschwellen besonders der Extremitäten), durch Fettmassen überlastete Gelenke und Knickfüße. Krampfadern und offene Beine. Auch Depressionen und höchste psychische Belastungen werden oft als einzige Zukunftsaussichten dargestellt. Die Tatsache, dass medizinische Experten*innen keinerlei Auskunft über einen wahrscheinlichen Verlauf geben und auch nicht geben können, lassen viele leider so sehr im Ungewissen, dass all diese Schreckensvisionen als unvermeidlich erscheinen. Einerseits ist zwar eine kausale Therapie des Lipödems nicht bekannt, doch können andererseits je nach Krankheitsstadium verschiedene symptomatische Maßnahmen Beschwerden und Schmerzen beseitigen oder zumindest bessern. Ich hatte allerdings von den Möglichkeiten einer Verbesserung in keiner Publikation gelesen und auch von keinem*r Experten*in jemals gehört.

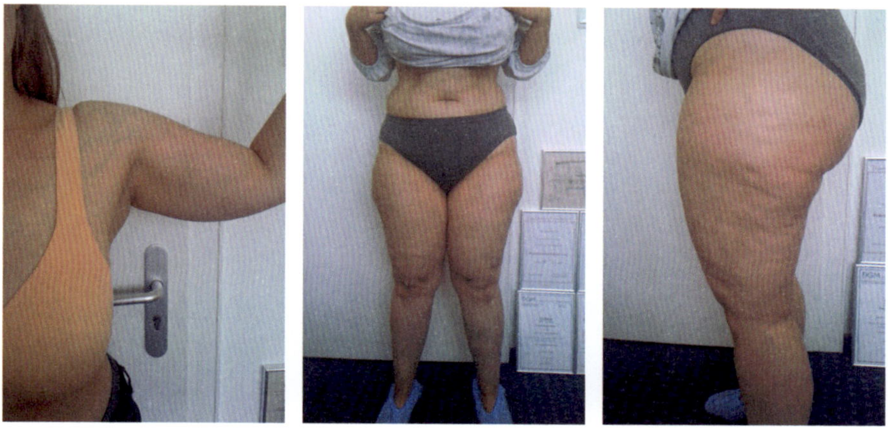

Nachdem ich die ersten 10 kg verloren hatte, wollte meine Ärztin unbedingt Bilder von mir machen. An der Außenseite sieht man deutlich, bis wohin die Oberschenkelstrümpfe reichten.

Mein Weg zu einem leichteren Leben

Eine immense Erleichterung habe ich für mich erst erreicht, als ich alle gesundheitsförderlichen Aspekte, die ich zum Lipödem und den dadurch verursachten Beschwerden fand, zusammentrug und für mich optimierte. Vor allem wollte ich von der Erkrankung nicht länger terrorisiert werden. Ich war entschlossen, alles zu tun, was in meiner Macht stand, um den Verlauf zumindest zu verlangsamen. Das Ergebnis dieses Bestrebens war eine deutliche Verbesserung, wie sie niemand für möglich gehalten hätte. Und die schließlich dazu führte, dass meine Ärztin allen ihren Patientinnen mit Lipödem von meiner Geschichte erzählte. „Sie müssen mal darüber schreiben", sagte sie immer wieder, „damit könnten Sie anderen Patientinnen wirklich helfen."

Genau das möchte ich mit den folgenden Kapiteln erreichen. Ich beschreibe die verschiedenen Möglichkeiten der konventionellen Behandlung wie Lymphdrainage, Kompressionsversorgung, Sport, Ernährung und Stressmanagement. Hautpflege und Wärme-/Kältebehandlungen. Ebenso operative Therapien und einige alternative zusätzliche Behandlungen. Zudem nehme ich für dich verschiedene typische Begleiterkrankungen unter die Lupe. Doch fangen wir auf den folgenden Seiten am Anfang und mit der Frage an: Was genau ist eigentlich das Lipödem?

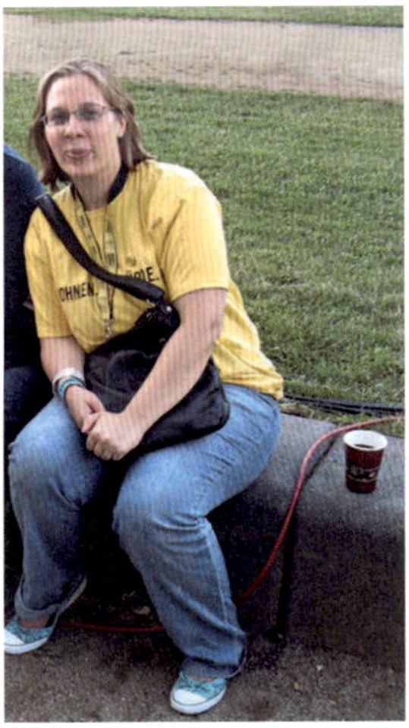

Aus meiner Zeit mit höherem Körpergewicht habe ich wenige Bilder. Dieses Bild wurde 2010 bei einem Konzert von U2 aufgenommen, zwei Jahre bevor ich meinen höchsten BMI von über 36 erreichte. Beim Konzert zu stehen und Flyer zu verteilen, war für mich eine große Herausforderung. Die Beine wurden stetig schwerer, die Schmerzen unerträglich.

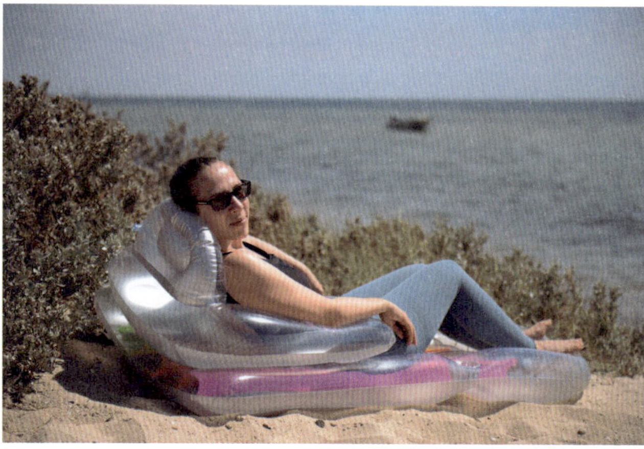

Bei einer Reise nach Australien behielt ich die Strumpfhosen auch am Strand und im Meer an. So konnte ich …

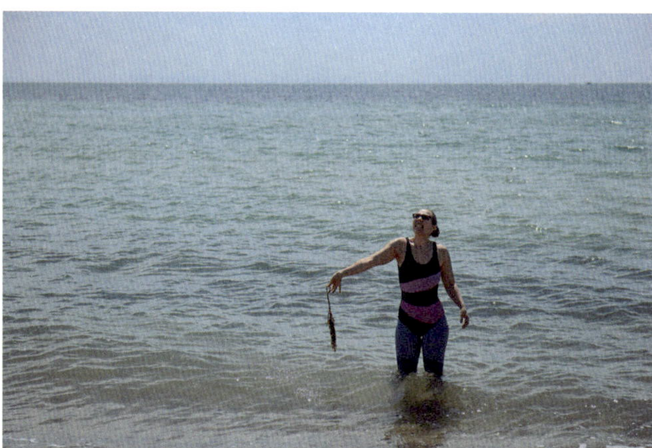

… die Hitze besser ertragen und auch den Fußweg von der Unterkunft zum Wasser und zurück besser durchstehen. Ohne Strümpfe kann ich vor allem bei Hitze kaum laufen. Im Wasser braucht man eigentlich keine Kompression. Dazu später mehr.

WAS IST DAS LIPÖDEM?

Ein Lipödem ist eine chronische und mitunter sehr schmerzhafte Fettverteilungsstörung bzw. Fettvermehrungsstörung, bei der sich üblicherweise zunächst an den Oberschenkeln und am Gesäß, schließlich auch an den Unterschenkeln und in einigen Fällen an den Armen Fett ansammelt. Fettgewebsvermehrung und Gewichtszunahme sind hormonell und genetisch bedingt und treten oft trotz gleichbleibender Ernährung auf. Die Erkrankung ist typischerweise fortschreitend, mit zunehmender Druckschmerzhaftigkeit. Die Unterhautfettgewebsvermehrung resultiert aus Hypertrophie und Hyperplasie, das heißt: Im Vergleich zum normalen Fettgewebe sind die Fettzellen beim Lipödem vergrößert und vermehrt. Die Gefäße sind durchlässiger als bei gesunden Menschen. Dadurch gelangt Flüssigkeit leicht ins Binde- und Stützgewebe, was auch die Neigung zu Hämatomen erklärt. Das Lipödemfett enthält Flüssigkeit und Fibrosen, also krankhafte, knubbelige Vermehrungen von Gewebe im Bereich zwischen den Zellen (extrazelluläre Matrix) und vergrößerte und vermehrte Makrophagen (Riesenfresszellen des Immunsystems) sowie stark erhöhte Interleukin-8-Werte und eine geringe Konzentration von Aromatase. Diese Befunde weisen auf chronische Entzündungen hin, die Schmerzen verursachen, und auf ein hormonelles Ungleichgewicht. Auffällige Adiponektin-Werte legen einen veränderten Zuckerstoffwechsel nahe. Auch die Schilddrüse ist häufig beeinträchtigt. Kortisol – beispielsweise ausgeschüttet durch chronischen Stress – beeinträchtigt den Fettstoffwechsel.

Die Verhärtungen des Fettgewebes (Fibrosen) sind Dr. Karen Herbst von der Universität Arizona zufolge der Grund, warum das Lipödemfett nicht durch Diäten, Sport oder Magenbandoperationen verschwindet. Ihren Erkenntnissen nach ist es zentral, die Entzündungen des Gewebes zu behandeln, da die Entzündungen die Verhärtungen hervorrufen. Auf den Ultraschallbildern, die sie zeigt, sieht man, dass das überschüssige Fett nicht nur im äußeren Bereich des Körpers sitzt, sondern auch innerhalb des Muskelgewebes.

Bei Männern wurden lipödemähnliche Veränderungen bislang nur in Zusammenhang mit hormonell wirksamen Therapien, bei ausgeprägten Hormonstörungen (z. B. Hypogonadismus = fehlende oder verminderte hormonelle Aktivität der Hoden) oder bei einer Leberzirrhose beschrieben.

Insgesamt gehen die Fachleute angesichts einer weit verbreiteten Unsicherheit bezüglich der Diagnosestellung auch von einer hohen Dunkelziffer aus. Zusätzlich wird ein erkanntes Lipödem oft nicht ernst genommen, weshalb viele betroffene Frauen keine oder erst sehr spät eine Behandlung bekommen. In der Regel werden auch kaum Verbesserungsmöglichkeiten in Aussicht gestellt, weshalb eine große Anzahl von Patientinnen eingeleitete Therapien nicht konsequent verfolgt.

Wenn ich von Patientinnen spreche, meine ich damit Cis-Frauen, deren Geschlechtsidentität dem Geschlecht entspricht, das ihnen bei der Geburt zugewiesen wurde. Es ist allerdings auch wichtig zu betonen, dass das Lipödem genauso häufig Trans-Männer sowie nichtbinär identifizierende und intergeschlechtliche Menschen betreffen kann, wenn sie einen von Östrogen und Progesteron geprägten Körper haben.

Im letzten Stadium der Erkrankung leiden die Betroffenen unter großen, unförmigen Hautlappen, die durch massive Fettansammlung im Bereich der Beine entstehen. Lymphflüssigkeit lagert sich in das Fettgewebe ein, was durch Bewegung, Stehen und Sitzen *ohne* Kompressionsversorgung teils dramatische Ausmaße annimmt. Die Körperstellen, an denen das Lipödem sitzt, sind üblicherweise sehr schmerz- und druckempfindlich, blaue Flecken entstehen schon bei kleinsten Stößen.

Viele Patientinnen empfinden selbst streichelnde, zärtliche Berührungen als unangenehm, was sich auf das generelle Körperempfinden wie auch Partnerschaften enorm auswirkt. Mit einem Körperbild, das im Vergleich zu gängigen Schönheitsidealen als unproportional wahrgenommen wird, und das sich auch durch Sport zunächst nicht beeinflussen lässt, entwickeln die Betroffenen häufig ein problematisches Verhältnis zum eigenen Körper. Da man selbst anscheinend keinen positiven Einfluss auf die Erkrankung nehmen kann, entsteht zudem das Gefühl, ihr gänzlich ausgeliefert zu sein. Das Resultat ist für viele Frauen ein qualvoller Kreislauf aus Schmerz, Essen und gesellschaftlichem Rückzug, was wiederum noch mehr zusätzliches Übergewicht und enorme Niedergeschlagenheit hervorrufen kann.

Stadien des Lipödems

Nach den medizinischen Leitlinien wird zwischen 3 Stadien unterschieden:

Stadium 1: Die Hautoberfläche ist glatt mit gleichmäßig verdickter Unterhaut (Subkutis), beginnende feinknotige Dellen, was umgangssprachlich auch als Orangenhaut oder Cellulite bekannt ist.

Stadium 2: Grobknotige Dellen charakterisieren, was von Medizinern teilweise auch als Matratzenphänomen bezeichnet wird. Die

Hautoberfläche ist uneben, überwiegend wellenartig verändert mit knotenartigen Strukturen im verdickten Unterhautbereich.
Stadium 3: Es haben sich bereits große Hautlappen und -wülste gebildet: ausgeprägte Umfangsvermehrung mit überhängenden Gewebeanteilen (Wammenbildung).
Teilweise wird das Lipo-Lymphödem, bei dem das Lymphsystem stark beschädigt ist, als **Stadium 4** bezeichnet. In diesem Fall sind die Arme und Beine inklusive Hände und Füße, Finger und Zehen von schmerzhaften Anschwellungen betroffen.

Oft wird das Lipödem mit seiner schmerzlosen, weichen „Schwester" – der Lipohypertrophie – verwechselt. Auch diese Form der starken Fettgewebsvermehrung tritt fast nur bei Frauen auf und betrifft vorwiegend Oberschenkel und Oberarme. Allerdings verursachen Lipohypertrophien nicht die für das Lipödem typischen Druckschmerzen. Jedoch kann sich daraus im Laufe der Zeit ein Lipödem entwickeln. Frauen mit Lipohypertrophie erleben oft einen hohen psychischen Leidensdruck. Auch für sie sind die Ratschläge in diesem Buch geeignet.

Die 4 Typen des Lipödems

Beim Lipödem wird zwischen verschiedenen Lokalisationen unterschieden:
Typ I: Es zeigen sich vermehrte Fetteinlagerungen an Gesäß und Hüften.
Typ II: Die Fettansammlungen reichen bis zu den Knien, es bilden sich Fettlappen an der Knieinnenseite.
Typ III: Dieser Typ betrifft den gesamten Unterkörper, die Fettansammlungen enden aber am Knöchel.
Typ IV: Arme und Beine sind betroffen, Füße und Hände bleiben ausgespart.

Ich habe ein Lipödem Typ IV, wobei meine Arme nur leicht betroffen sind. An den Beinen hatte ich ein Stadium 2. Heute pendele ich zwischen einem entspannten und einem angespannten Stadium 1. Wobei ich es deutlich merke, wie sich Symptome verabschieden, wenn ich es schaffe, gut auf mich zu achten.

Unterschied zum Lymphödem

Es ist keine Übertreibung, wenn ich aufliste, dass ich von vielen medizinischen Fachleuten gefragt wurde: „Sie meinen, Sie haben ein *Lymphödem*?“, nachdem ich ihnen mitteilte, dass ich ein Lipödem habe. Doch ein Lymphödem ist im Gegensatz zum Lipödem nicht symmetrisch, sondern es tritt an nur einer Stelle auf, beispielsweise an einem Bein, einem Arm, im Gesicht, am Hals, am Rumpf oder den Genitalien. Es zeigt sich mit Schwellungen des Gewebes durch eingelagerte Flüssigkeit: Zu dem Rückstau kommt es, weil sich mehr Flüssigkeit ansammelt, als abtransportiert werden kann. Ursache kann eine andere Erkrankung sein (sekundäres Lymphödem). Gehäuft treten Lymphödeme zum Beispiel nach Tumoroperationen auf. Beim primären Lymphödem handelt es sich dagegen um eine angeborene Fehlbildung des Lymphsystems. Generell gilt: Im Gegensatz zum Lipödem, das nicht immer sofort als Erkrankung wahrgenommen wird, sind Lymphödeme durch die deutlich abgegrenzte, regionale Schwellung für die meisten Menschen eindeutig medizinisch auffällig.

Professorin Dr. med. Karen Herbst, Endokrinologin

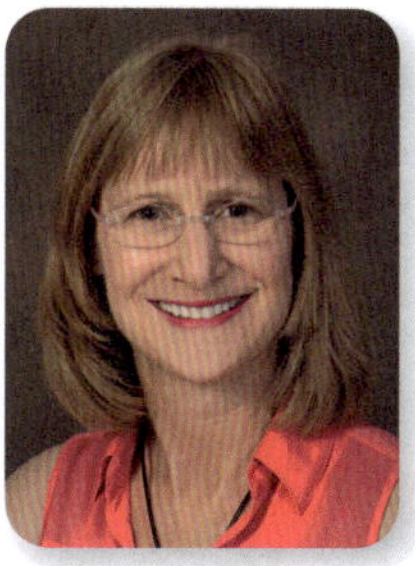

Mein Name ist Karen Herbst. Ich arbeite als Endokrinologin an der Universität von Arizona. Mein Spezialgebiet sind Patienten mit Erkrankungen des Fettgewebes, wie Lipödem und Dercum-Erkrankung. Ich bin außerdem Programmdirektorin von TREAT, dem Treatment, Research and Education of Adipose Tissue Program (Programm zur Behandlung, Forschung und Bildung im Bereich von Übergewichtsgewebe). Bei TREAT haben wir die Mission, herauszufinden, wie der gesamte Körper von Übergewichtsgewebe in den Unterhautschichten beeinflusst wird, wie es den Stoffwechsel beeinflusst und warum das Fett des Lipödems durch Bewegung und Ernährung nicht verloren werden kann.

2015 habe ich den Preis „Philantropin des Jahres“ erhalten. Diese Auszeichnung bedeutet mir viel, da am Anfang meiner Karriere über Jahre hinweg niemand an den Erkrankungen des Fettgewebes interessiert war. Aber das ändert sich gerade und die Aufmerksamkeit wendet sich zu den Fettgewebserkrankungen. Das gibt uns Hoffnung, dass wir die weit verbreiteten Erkrankungen wie Lipödem und Dercum-Krankheit irgendwann heilen können. Es ist mein Ziel, medizinische Bildverfahren und Phänotypisierungen von normal entwickeltem und abnormalem Fettgewebe weiterzuentwickeln und Menschen in Gesundheitsberufen so weiterzubilden, dass sie für Menschen mit erkranktem Fettgewebe treffsicherere Diagnosen und bessere Therapien anbieten können.

Ich empfehle, dass Lipödem-Patientinnen auch bei Endokrinologen vorstellig werden, da diese tiefgehende Schilddrüsenuntersuchungen durchführen können, die über die normalen Laboruntersuchungen hinausgehen. Es muss untersucht werden, inwiefern Stoffwechselerkrankungen vorliegen. Einem Endokrinologen stehen im Vergleich zum Allgemeinmediziner meist mehr Untersuchungsmöglichkeiten und Erfahrungswerte zur Verfügung.

Die Untersuchungen zu Stoffwechselerkrankungen bestehen aus einer körperlichen Untersuchung, Vermessungen von Hüfte und Taille, Blutdruckbeobachtung und Laborwertuntersuchungen. Im Labor sollte ein Lipidprofil erstellt werden, also ein Überblick über Gesamtcholesterin, HDL-Cholesterin und Triglyceride. Desweiteren untersuchen wir Hämoglobin A1C, Insulinwerte (vor allem Nüchterninsulin) und den Blutzuckerspiegel. Ein Endokrinologe kann dann feststellen, ob eine (zusätzliche) Übergewichtskomponente beim Lipödem vorliegt. Bei reinem Lipödem ohne Adipositas wäre eine Magenbandoperation zum Beispiel nicht angezeigt.

Wenn eine Fehlfunktion der Schilddrüse vorliegt, kann diese durch Ergänzung von Schilddrüsenhormonen ausgeglichen werden und Müdigkeit und Antriebslosigkeit verringern, die Konzentration verbessern und Gewichtsabnahme von zusätzlichem Übergewicht unterstützen. Auch Gewebsflüssigkeit kann durch optimal eingestellte Schilddrüsenhormone reduziert werden. Es ist bisher noch unbekannt, inwiefern die Korrektur von Östrogen- oder Progesteronmangel bzw. -überschuss die Erkrankungen beeinflussen können.

Dr. rer. nat. Dipl.-Biol. Sara al Ghadban, Wissenschaftlerin

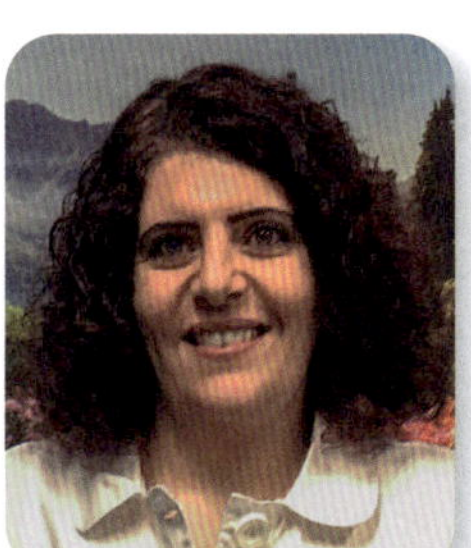

Es ist spannend, Forscherin im Bereich der Zellbiologie des Lipödems zu sein: Die Zellmechanismen zu untersuchen, die Rolle von Entzündung, Hormonen und der Zytokine. Zytokine sind Proteine, die das Wachstum und die Differenzierung von Zellen regulieren und oft bei Entzündungsprozessen eine Rolle spielen. Auch wenn sich in den letzten 10 Jahren viel in der Forschung getan hat: Das Lipödem ist immer noch eine relativ unbekannte Erkrankung und Forschungsgelder zu bekommen ist immer

noch sehr schwierig. Was wir wissen: Lipödem ist eine schmerzhafte Fettverteilungsstörung, die oft als simples Übergewicht fehldiagnostiziert wird. Etwa 10 Prozent der Frauen europäischer Herkunft und anderer Bevölkerungsgruppen sind davon betroffen. Lipödem zeigt sich charakteristisch in der symmetrischen Vergrößerung der Fetteinlagerungen von Gesäß, Hüften und Beinen, bei 80 Prozent der Patientinnen auch der Arme.

Das Lipödem-Fettgewebe hat vergrößerte Fettzellen, Entzündungszellen und erweiterte, übermäßig durchlässige Blut- und Lymphgefäße. Eine Fehlfunktion des Lymphsystems sorgt für Flüssigkeitsansammlungen im Gewebe und die Ansammlung von Entzündungszellen, was zu Fibrosen führt und Gewichtsreduktion stark erschwert. Entzündungen und überschüssige Substanz in den Gewebszwischenräumen aktivieren ebenfalls Nervenfasern, die die Schmerzhaftigkeit des Lipödem-Fettgewebes bewirken.

Wir brauchen mehr Forschung, um die Lipödem-Gewebsstrukturen sowie die Form und Funktion von Blut- und Lymphgefäßen bei Lipödem tiefgehend zu entschlüsseln. Wenn wir die Pathophysiologie der Erkrankung verstehen, ermöglicht es medizinischem Personal, die Krankheit besser zu diagnostizieren und potenzielle Behandlungsmöglichkeiten zu entwickeln.

Derzeit gibt es sowohl klinische Studien als auch Grundlagenforschung. Dennoch haben wir kaum die Spitze des Eisbergs erforscht. Bei der Lipedema Foundation kann man die aktuelle Forschung des Felds überblicken. Auch in Österreich gibt es eine Forschungsgruppe zur Zellbiologie des Lipödems. Viele weitere Felder müssen intensiver untersucht werden: Lipödem-Stammzellen, das Lipödem auf neurologischer Ebene, Hormonstudien.

22 MÖGLICHKEITEN FÜR EIN

LEICHTERES LEBEN

1. Ohne Kompression ist alles nichts

Um gegen das Lipödem anzukämpfen, wird in der konventionellen Therapie und meist auch vor, zwischen und nach Operationen Kompressionsbestrumpfung verschrieben. Dies ist für viele Patientinnen eine Herausforderung. Bei einigen Patientinnen scheitert der Therapiebeginn schon daran, das von den Ärzten*innen ausgestellte Rezept für die Kompression einzulösen. Irgendwie scheint bereits dieser Begriff oder die Vorstellung daran eine Angst auszulösen, die größer ist als jene vor der Verschlimmerung der Krankheit. Vielleicht ist die Nichtauseinandersetzung mit Kompressionsstrümpfen auch Teil einer Verdrängung.

Wobei das Vermessen körperlich eigentlich nicht problematisch ist. Bei meiner ersten Versorgung saß, lag und stand ich auf bzw. vor einer Liege und die Verkäuferin im Sanitätshaus vermaß meine Beine: An jedem Knöchel, Schienbein, Knie und Oberschenkel werden die Umfänge notiert, ebenso an Po, Hüfte, Taille und unter der Brust. Dann wird die Länge des Fußes vermessen und der Abstand zwischen Fuß und Schrittbereich.

Mindestens 25 verschiedene Daten wurden auf einem Bestellbogen für Kompression eingetragen – fein säuberlich an Bein- und Körperlinien notiert. Man entscheidet gemeinsam, wie hoch die Leibhöhe sein soll. Ob es Besonderheiten zu beachten gibt und welche Farbe man möchte. Es gibt nämlich nicht nur schwarze und beige, sondern auch farbige Strumpfmodelle von knallpink bis tiefblau. Darüber hinaus gibt es Batikmuster und Tattooeffekt, Swarowskisteine, Tigerprint und vieles mehr. Modisch kann man sich voll und ganz ausleben, wenn man möchte.

Dennoch: Trotz der Kompetenz und Freundlichkeit der Verkäuferin und der körperlich unproblematischen Prozedur verlief meine erste Erfahrung mit den Kompressionsstrümpfen wie in einem schlechten Traum. Die beherrschenden Gefühle: Verzweiflung, Angst und Selbstvorwürfe. 2 Wochen nach der Vermessung konnte ich die ersten Strümpfe anprobieren. So etwas sollten nur 80-Jährige tragen, dachte ich. Ich war doch noch unter 30! Der Strumpf war unheimlich eng, schnitt mir ins geschwollene Fleisch und ließ sich nur mit Hilfe zweier Verkäuferinnen anziehen. Während der Strumpf an sich hübsch aussah und eine filigrane Borte wie bei einem wunderschönen Dessousstrumpf hatte, machten eben diese grazilen Verzierungen meine Beine in meiner Wahrnehmung zur Karikatur. Das allgemein vorherrschende Schönheitsideal brüllte mir ins Ohr, dass ein schlanker, glatter, trainierter Frauenschenkel in ein solches Wäschestück gehörte, aber nicht ein Bein, das fettumhüllt und durch Orangenhaut gezeichnet war. Nur ein letztes bisschen Selbstachtung hinderte mich daran, auf dem gesamten Heimweg über mein Schicksal zu weinen.

Strümpfe bestimmen das Leben mit

Gerade am Anfang braucht es viel Zeit und Übung, die Strümpfe anzuziehen. Ich stand 15 Minuten früher auf und musste mir überlegen, wie ich bei der anstrengenden Prozedur nicht auch noch meinen damaligen Partner aufweckte. Denn eigentlich sollen die Strümpfe morgens sofort, noch im Bett liegend, angezogen werden. Das Wackeln auf der Matratze macht es dabei nahezu unmöglich, dass ein*e Partner*in weiterschlafen kann. Also lernte ich, die Strümpfe auf dem Teppichboden neben dem Bett anzuziehen, was von außen betrachtet vermutlich wie der ungeschickte Versuch einer Made wirkte, die in einen Strohhalm klettern möchte.

Ich begann, mein Leben um meine Strümpfe herum zu planen. Denn auch das Duschen am Morgen war für mich nicht mehr so leicht möglich. Die Beine sind nämlich auch nach gründlichem Abtrocknen noch leicht feucht, was ein Anziehen der Strümpfe umso beschwerlicher macht. Also duschte ich abends und versicherte mich, dass inklusive Zähneputzen alle weiteren Tätigkeiten bereits erledigt waren, ich also nach dem Duschen nicht mehr ohne Strümpfe herumlaufen musste.

So gibt Kompression neuen Halt

Obwohl die Therapie mit Kompressionsstrümpfen nicht von Anfang an eine Freude ist, sondern mit einigen Qualen und Konfrontationen daherkommt, ist sie nicht ohne Grund die erste und wichtigste Säule der Behandlung des Lipödems. Nur aufgrund der Strümpfe ist es mir gelungen, bereits in den ersten Wochen die Beinumfänge zu reduzieren. Kompressionsstrümpfe machen genau das, was sie versprechen: Sie verengen die Gefäße im Bein und erleichtern damit den Flüssigkeitstransport!

Durch den Druck wird ein Ausschwemmen von Wasser bewirkt und damit eine immense Verbesserung der Gesamtsituation.

Mit ein wenig Übung wird auch das Anziehen deutlich leichter und geht schneller. In relativ kurzer Zeit hätte man mir Geld anbieten müssen, damit ich die Strümpfe *nicht* anziehe. Ich merkte deutliche Verbesserungen im Beingefühl, hatte abends weniger Schmerzen, fand es angenehmer, mich zu bewegen. Und langsam – Schritt für Schritt – bekam ich ein Gefühl dafür, warum es viele Menschen so wohltuend finden, einen Spaziergang zu machen. Ich tat das von nun an täglich.

Wenn ich die Strümpfe einmal nicht trug – und wenn es nur für den kurzen Weg zur Bäckerei vor der Haustür war – bereute ich dies oft schon beim Verlassen der Wohnung. Die Bewegung des Fetts um mein Bein herum war unangenehm und schmerzhaft. Ich begann deutlich zu spüren, wenn meine Beine anschwollen und schwer wurden. Dank der Kompressionsstrümpfe wurde mein Körpergefühl deutlich aufmerksamer dafür, was mir (nicht) guttat.

Von Rundstrick und Flachstrick

Ich startete meine Erfahrungen mit Kompressionsstrümpfen und Strumpfhosen zunächst mit einem Rundstrickstrumpf der Firma *Medi*. Rundstrick sieht vom Material her fast wie eine Feinstrumpfhose aus, ist zumeist halbtransparent und könnte auch für ein nichtmedizinisches Kleidungsstück gehalten werden. Rundstrickstrümpfe kosten zwischen 125 und 175 Euro. Mein erster Strumpf ging von der Fußspitze bis zum Oberschenkel und endete dort mit einem Strumpfband. Schon nach kurzer Zeit wurde er mir zu groß und ich bekam einen neuen Strumpf mit schlankeren Maßen.

Wenige Wochen später brauchte ich ein weiteres, noch schmaler geschnittenes Strumpfpaar, welches mir ebenfalls nach kurzer Zeit vom Bein rutschte, weil ich so rasant an den bestrumpften Stellen an Zentimetern verlor. Am unbestrumpften oberen Abschnitt meines Oberschenkels blieb eine unproportional dicke Wölbung. Entscheidend für mich war: Ich begann, Hoffnung zu entwickeln.

Schließlich wurde es Zeit für flachgestrickte Strumpfhosen, in meinem Fall von der Firma *Juzo*. Jetzt wurde auch die oberste Wölbung meiner Oberschenkel eingeschlossen. Zudem haben Strumpfhosen einen Leibteil, der bis über den Bauchnabel gehen sollte. Diese

Anfertigung wird zentimetergenau an das Bein angepasst. Sie ist aus gröberem Material und hat an der Beinrückseite eine breite Naht, die eindeutig verrät, dass es sich um ein medizinisches Produkt handelt. Der Ruhedruck ist bei der Flachstrickversorgung allerdings gering. So kann das Gewebe auch entspannen. Im Gegensatz dazu ist der Arbeitsdruck bei Rundstrickstrümpfen gering. Deshalb ist diese Versorgung bei Lipödem nicht optimal. Diese maßangefertigten Strümpfe und Strumpfhosen sind allerdings auch deutlich teurer, die Kosten liegen hier zwischen 500 und über 1.000 Euro.

Nebenwirkungen abklären lassen

Das Tragegefühl verbessert sich mit der Zeit deutlich. Zum einen liegt das daran, dass sich – wenn die Behandlung gut anschlägt – der Beinzustand verbessert und das Gewebe weniger unter Spannung steht. Und zum anderen ist paradoxerweise ein festerer Strumpf angenehmer zu tragen als ein weniger fester, da sich der Druck des Strumpfmaterials gleichmäßiger verteilt. Sollten am Anfang dennoch Nebenwirkungen auftreten – wie etwa hoher Blutdruck, Kopfschmerzen oder Übelkeit –, ist es sinnvoll, den Sitz der Strumpfhose überprüfen zu lassen.

Vielleicht ist sie für den Anfang etwas zu eng? Oder der Leibteil sitzt zu straff? Viel Trinken ist in der Anfangszeit auf jeden Fall wichtig und wirkt Kopfschmerzen entgegen. Es gibt auch Strumpfhosen mit flexiblem Leibteil, die auch in Schwangerschaften eingesetzt werden können. Wenn du Nebenwirkungen hast, kannst du auch zunächst stundenweise (morgens beginnend) mit der Kompression anfangen und im Sanitätshaus oder mit deinem*r Arzt*Ärztin die Beschwerden besprechen. Wenn etwas anschwillt oder das Material einschneidet, solltest du die Strümpfe unbedingt ausziehen und überprüfen lassen.

Neue Erlebnisse werden möglich

Interessanterweise war es zunächst so, als ob sich mit den Kompressionsstrümpfen das Gehen und die Orientierung leicht veränderten. Ich hatte das Gefühl, meine Koordination neu erlernen zu müssen. Manchmal trat ich sogar auf der Treppe leicht neben die Treppenstufe. Konzentration war gefordert. Dafür hatte ich zum ersten Mal in meinem Leben das Gefühl, körperlich sehr zusammengehalten zu sein: Nicht mehr das Schlackern meiner Beine zu spüren und eine gewisse Straffheit und Haltung zu merken, stärkte mich auch emotional. Die Kompression am Bauch gab mehr Haltung beim Sitzen. Ich fühlte mich „gehalten" und das tat mir sehr gut.

Erst kürzlich bin ich bei einem 20-minütigen Spaziergang um den See richtig sentimental geworden: Es war sonnig, das Wasser glitzerte. Ich spürte den Boden unter meinen Turnschuhen, atmete die frische Luft ein und fühlte aus tiefstem Herzen, wie dankbar ich meinen Strumpfhosen bin, dass sie dieses schöne Erlebnis und viele andere ermöglichen. Solche Momente sind glaube ich ganz wichtig. Man muss wissen, wofür man die Strümpfe trägt, um sich täglich wieder konsequent hineinzuzwängen und sie regelmäßig zu tragen.

Weder ein spontanes Sonnenbad noch ein kurzer Spaziergang sind für uns Lipödem-Patientinnen mal eben möglich. Immer ist ein umständliches An- und Ausziehen vonnöten. Manchmal muss man sich deshalb daran erinnern, wie viel schlechter der Körperzustand wohl ohne Strümpfe wäre. Auch ist es im Sommer natürlich besonders unangenehm, in enge, dicke Strumpfhosen gepackt zu sein.

Aber besonders dann ist die nachhaltige Kompressionstherapie sehr wichtig.

Wenn die Kompressionsstrümpfe rutschen, kann es hilfreich sein, sich bei der nächsten Versorgung ein **Haftband am Oberschenkelteil der Strümpfe** einsetzen zu lassen. Eine Stelle, an der es besonders häufig rutscht, ist die Kniekehle. Viele ziehen dann die Strumpfhose intuitiv nach oben. Genauso wichtig ist es aber, gleichzeitig auch von der Kniekehle aus nach unten auszustreichen und die Strumpfhose so an den richtigen Platz zu bringen.

Die richtige Pflege

Für eine bessere Haltbarkeit sollten Kompressionsstrümpfe grundsätzlich mit einem Vollwaschmittel behandelt werden, welches keinen Weichspüler enthält. Regelmäßiges, tägliches Waschen tut den Strümpfen insgesamt gut und frischt die Elastizität auf. Ich wasche die Strümpfe von Hand oder mit der Maschine im Kurzwaschgang bei 30 Grad und mittlerem Schleudergang. Bei der Handwäsche achte ich darauf, dass ich die Strümpfe nicht zu stark wringe, sondern eher vorsichtig ausdrücke. Da klassische Handwaschmittel der Elastizität schaden können, sollte auch hier ein Vollwaschmittel oder ein spezielles Handwaschmittel der Hersteller eingesetzt werden. Der Trockner ist für mich übrigens tabu, auch wenn die Händler zumeist angeben, dass ein Trocknen im Schontrockengang möglich ist. Vom Trocknen in der Sonne oder auf der Heizung raten die Hersteller ab. Und auf keinen Fall sollten die Strumpfhosen lange nass in einer Tasche oder in einem Handtuch herumliegen.

Welche Marke? Welches Modell?

Um es vorwegzunehmen: So ganz genau kann niemand aus der Ferne entscheiden, welche Marke und welches Modell genau richtig für dich sind. Die verschiedenen Hersteller bieten auch viele unterschiedliche Modelle an. Und niemand hat sie in allen Krankheitsstadien und an allen vorstellbaren Körpern repräsentativ getestet. Unterschiedliche Reputationen gibt es aber schon, die ich hier kurz und unverbindlich aus zahlreichen persönlichen Gesprächen und anekdotischen Erzählungen zusammentrage.

Demnach scheint *Juzo* die am häufigsten verwendete Marke unter Lipödem-Patientinnen zu sein. Die Produkte gelten als bequem mit hohem Tragekomfort. Nur gegen Ende der Tragezeit dünnt das Material mitunter etwas aus. Auch ich trage Strumpfhosen dieses Herstellers, bemerke aber seit einiger Zeit auch Materialschwäche.

Auch die Strümpfe von *Medi* werden von einigen Patientinnen als angenehm kraftvoll beschrieben, manche bemängeln aber den Tragekomfort bei den Flachstickmodellen 550 und Mondi. Tierbesitzerinnen und Friseurinnen schreiben oft, dass Haare an Modellen von *Medi* weniger hängenbleiben als an anderen Strumpfhosen, da sie eher glatt sind. Leider bewirkt das für einige wiederum, dass die Strümpfe etwas stärker rutschen.

Strümpfe und Strumpfhosen von *Jobst* haben ein sehr festes Material, das einige sehr schätzen. Das Unternehmen *Ofa* hat ein Modell mit Merinowolle im Sortiment (Lastofa Forte), das manchen gut gefällt, da es als sehr weich empfunden wird und für ein angenehmes Wärmeempfinden sorgt. Auch hinsichtlich der Frage, mit welcher Kompressionsstrumpfhose man gut aktiv sein kann, berichten verschiedene Patientinnen von guten Erfahrungen mit diesem Modell.

„Nie wieder etwas anderes“, empfehlen Patientinnen oft, die das Modell Curaflow des Anbieters *Bauerfeind* tragen. Das feinmaschige Gestrick führt zu einem effektiven Druck auf das Beingewebe, was viele als sehr angenehm empfinden.

In der Praxis ist es so, dass Sanitätshäuser oft einen oder mehrere bestimmte Kooperationspartner haben, für die sie besonders gut Maß nehmen können. Nicht ohne Grund: Die Kommunikation zwischen Sanitätshaus und Herstellern sollte stimmen, damit vorgenommene Messungen später beim fertigen Strumpf auch wirklich ihren Zweck erfüllen und die Strümpfe gut passen. Wenn du aus irgendeinem Grund Probleme mit deinen Kompressionsstrümpfen hast, solltest du dennoch auch nach Angeboten anderer Hersteller fragen. Die verschiedenen Modelle haben auch unterschiedliche akustische Qualitäten, was für einige Betroffene sehr wichtig ist. Wenn es beim Gehen bei jedem Schritt so laut schrubbt, dass es stört, dann kann ein Wechsel der Marke Abhilfe verschaffen.

Bei Rundstrickmodellen von der Stange kann man auch auf Online-Vergleichsportalen nach Empfehlungen schauen. Diese Vergleichsportale sind nicht immer transparent, was die Herkunft der Daten anbelangt. Frauen mit Lipödem tragen meistens Kompressionsklasse 2 oder 3 und Flachstrick. In Kompressionsklasse 2 und Rundstrick schneidet auf vergleich.org eine Strumpfhose von *BeFit24* sehr gut ab. Viele Betroffene empfehlen das Strumpfhosenmodell *Lymphofit* der Marke Anita, das mit seinen Noppen hin und wieder als nichtmedizinische Alternative getragen werden kann.

Schnittformen sind eine Frage der persönlichen Bedürfnisse

Bezüglich der Frage nach Bermuda, Capri, Strümpfen oder Stulpen gibt es für mich persönlich nur eine Antwort: Strumpfhose. Ich möchte, dass meine Beine komplett in Kompression sind und dass zwischen den verschiedenen Körperpartien keine Übergänge sind. Meine eingangs beschriebenen Erfahrungen mit den Oberschenkelstrümpfen und ein Sommer mit einer Bermudahose haben mich gelehrt: Außerhalb der Kompressionszone hatte ich jeweils mit verstärkten Schwellungen zu kämpfen. Nur innerhalb der Kompression habe ich den gewünschten Effekt erlebt. Meine Partnerin meint übrigens, ich sehe in Kompression sexy aus. Und sie mag sogar den allabendlichen „Tanz“, den ich vor dem Schlafengehen veranstalte, um aus der Strumpfhose herauszukommen.

Sollte es medizinische Gründe für eine andere Form geben, dann sind diese Formen natürlich richtig und wichtig. In diesem Falle gilt immer, die unteren Versorgungen (z. B. Kniestrümpfe) vor den oberen Versorgungen (z. B. Caprihose) anzuziehen. Außerdem im Falle des Falles lieber nur die untere Versorgung, nicht aber nur die obere Versorgung zu tragen. Bei einer Online-Umfrage in einer Lipödem-Selbsthilfegruppe war das Votum recht eindeutig: Auf die Komplettstrumpfhose schworen genauso viele Frauen wie auf die Kombination Oberschenkelstrümpfe und Bermudahose. Der Gewinner der Online-Umfrage war dagegen eine Kombination aus Caprihosenlänge und Kniestrümpfen, die den oberen Kniebereich doppelt verpackt und dabei etwas Flexibilität bietet.

Bleibt festzuhalten: Als Patientinnen sind wir alle verschieden. Die einen legen Wert auf weiche Passgenauigkeit, die anderen auf höchste Effektivität und Spannung. Manche wünscht sich interessante

Muster, die andere einen optimalen Drainageeffekt, die nächste größtmögliche Flexibilität und einfache Handhabung beim Herunterziehen der Strumpfhose auf der Toilette. In jedem Fall aber ist die Kompression der Grundbaustein der Lipödem-Therapie. Wenn sie nicht richtig sitzt, ist vieles andere vergeblich.

Kompression & Kleidung

Einen Tipp meiner Ärztin, den ich konsequent beherzige, möchte ich dir auch noch weitergeben: Unter der Kompressionsversorgung *keine* Unterhose tragen! Das klingt vielleicht erst einmal seltsam, aber da die Strumpfhosen ohnehin jeden Tag gewaschen werden, ist das an sich kein Problem. Der Vorteil ist, dass die Nähte der Unterwäsche so nicht durch die Kompression in die Haut gedrückt werden und den Lymphfluss beeinträchtigen. Falls ich mal zum Arzt oder zur Lymphdrainage muss, habe ich allerdings immer eine Unterhose in der Handtasche. Das hat schon zu lustigen Situationen geführt. In meiner Handtasche ist manchmal ein bisschen Chaos. Und wenn ich nicht weiß, ob ich noch eine Notfallunterhose eingepackt habe, dann packe ich immer noch eine dazu. Immer wenn ich dann die Handtasche mal wieder aufräume, habe ich in der Regel eher zu viele als zu wenige Unterhosen eingepackt. Mein persönlicher Rekord liegt bei 7 Unterhosen.

Über der Kompression sollte die Kleidung möglichst locker sein. Röhrenjeans und Bleistiftrock sind zwar nicht verboten, können aber durchaus dazu führen, dass sich Gewebsflüssigkeit anstaut. Als sehr angenehm empfinde ich es auch, wenn die Kleidung über der Kompression möglichst kurz ist und zumindest die Knöchel frei sind. Alles was über die Knöchel geht, lässt mich ziemlich schnell überhitzen und ich fühle mich eingesperrt.

Eine hilfreiche Regel: **So wenig Unterwäsche wie möglich unter der Kompression.** Es wird wohl hoffentlich niemand auf die Idee kommen, Boxershorts unter die Strumpfhose quetschen zu wollen. Aber auch der Slip, der schon 2 Kleidergrößen zu klein geworden ist, ist nicht empfehlenswert. Wenn es etwas untendrunter sein soll, dann ist zu überlegen, ob vielleicht ein Tanga die richtige Variante ist. Alternativ eine Unterhose, die sich nahtlos zwischen Haut und Kompression anschmiegt.

Sanitätshäuser & Kostenerstattung

Das richtige Sanitätshaus macht natürlich auch einen großen Unterschied! Mir war das nicht sofort klar, da ich mit meinem ersten Sanitätshaus wirklich Glück hatte, weil man dort auf Kompression für Frauen spezialisiert war. Nicht jede Lipödem-Patientin macht gleich zu Anfang ebenso gute Erfahrungen. Viele der Häuser sind ein buntes Sammelsurium des Hilfsmittelmarkts: Verkauft werden Schuheinlagen, Kniebandagen, Orthesen, Prothesen, Rollstühle, Gehhilfen und vieles andere mehr. Mitunter laufen Kompressionsartikel unter ferner liefen und es fehlt die Expertise bezüglich der richtigen Vermessung und Beratung. Hier ist es also sehr sinnvoll, per Online-Recherche oder mithilfe einer Selbsthilfegruppe eine gute Adresse am eigenen Ort zu finden.

Ein **für Lipödem-Patientinnen geeignetes Sanitätshaus hat die Kompressionsversorgung als Schwerpunkt** und verfügt über mindestens eine spezialisierte Fachkraft, die für die Beratungen zur Verfügung steht.

Und noch ein Tipp: Es ist wichtig, dass du dich vorab informierst, welche Regelung bezüglich Kompressionsversorgung bei deiner Krankenkasse gilt. Die meisten gesetzlichen Krankenkassen zahlen 4 Strumpfpaare pro Kalenderjahr. Es gibt aber auch Krankenkassen, die nur 2 Strumpfpaare pro Kalenderjahr erstatten, was eine Versorgung unvollständig und das Leben der Patientin sehr schwierig macht. Ähnlich sieht es oft bei privaten Versicherern aus: Teilweise wird nur ein einziges Paar Kompressionsstrümpfe für ein ganzes Jahr erstattet. Eine Wechselversorgung ist jedoch nicht nur aus hygienischen Gründen unerlässlich, da die Strümpfe täglich gewaschen werden müssen. Auch ist ein so funktionales Kleidungsstück anfälliger für Schäden und muss gelegentlich repariert werden. Bei intensiver sportlicher Betätigung kann auch ein drittes Paar pro Halbjahr beantragt werden. Hier gilt es gut zu begründen, warum diese sportliche Betätigung für den Krankheitsverlauf nötig und inwiefern dafür eine weitere Wechselversorgung vorteilhaft ist.

Ich habe mittlerweile gelernt, Nähte selbst wieder zusammenzunähen, wenn beispielsweise am Fuß, im Schritt oder am Antirutschband Löcher entstehen. Frage am besten im Sanitätshaus nach, ob du dort einen hoch elastischen Spezialfaden bekommen kannst, mit dem das Nähen gut funktioniert. Müssen die Strümpfe etwa bei größeren Rissen oder einem Herstellungsfehler eingeschickt werden, dauert das üblicherweise 2 bis 3 Wochen.

Nach 6 Monaten verlieren die Strümpfe ihre Kompressionswirkung und müssen spätestens dann ausgewechselt werden. Alles in allem wirkt sich eine Unterversorgung mit Kompressionsstrümpfen äußerst nachteilig auf den Krankheitsverlauf aus und führt zu unzähligen Problemen: Nasse Strumpfhosen verursachen Erkältungen und Nierenprobleme. Eine mangelhafte Versorgung führt zudem zur Wirkungslosigkeit aller anderen durchgeführten Maßnahmen, wie zum Beispiel einer Lymphdrainage.

Pause von der Kompression?

Bei meiner Lymphdrainage und auch in verschiedenen Foren habe ich häufig davon erfahren, dass nicht alle Patientinnen ihre Strümpfe konsequent tragen. Die Gründe dafür können vielfältig sein.

Generell sollte daran gearbeitet werden, dass die Bequemlichkeit erreicht wird, die es braucht, um die Strümpfe zu tragen. Dies kann über das Material, den Hersteller, das Modell, die Messung oder die verschiedenen Formen und Ergänzungsoptionen geschehen.

Sollte man die Strümpfe nur einen halben Tag lang tragen können oder wollen, ist es sinnvoller, sie von morgens an zu tragen und am Nachmittag auszuziehen. Wenn man den Morgen ohne Kompression verbringt, ist es anschließend schwieriger, die Strümpfe anzuziehen. Nur wenn ich mal wirklich einen Tag im Liegen verbringe – beispielsweise weil ich einen faulen Sonntag mit Serien und einem guten Buch im Bett verbringe –, lasse ich die Strümpfe für diesen Tag ganz weg. Ansonsten ist es für den Krankheitsverlauf überhaupt nicht vorteilhaft, wenn die Kompression dauerhaft nicht getragen wird.

Neben der Verbesserung des Lipödems hatte ich übrigens noch wesentlich mehr positive Effekte durch die Kompressionstherapie: einen normalisierten Blutdruck, die Verbesserung meiner Schwindelgefühle, generell größere Aktivität und eine positive Spannung. Nur gegen Moskitostiche schützen die Strümpfe leider nicht. Die kleinen Biester können da noch ganz gut durchstechen. Aber dessen ungeachtet ist mein wichtigster Rat: Trag deine Strümpfe jederzeit!

Dagmar Diedrich, Anima – Medizinische Versorgung für Frauen

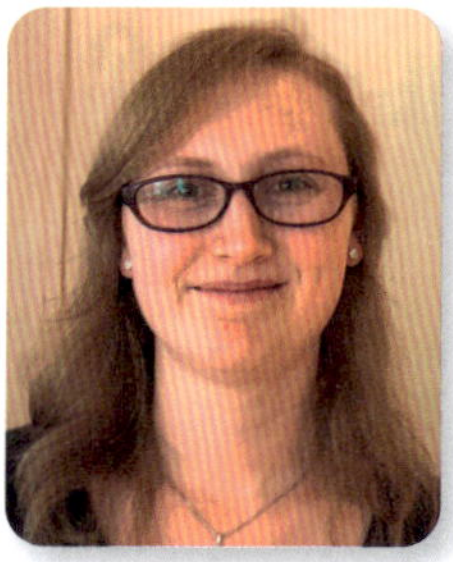

Das Sanitätshaus Anima hat sich bereits 2001 hauptsächlich auf die Versorgung von Frauen spezialisiert und bietet vor allem Produkte in den Bereichen Phlebologie (Venenleiden) und Lymphologie (Lymph- und Lipödem) an. Wir wollen Frauen helfen, durch eine gute Versorgung ihre Lebensqualität zu verbessern, zu erhalten oder wiederherzustellen. Kurz nach der Diagnose sind viele Frauen mit der Suche nach flachgestrickter Kompressionsversorgung überfordert. Ein gutes Sanitätshaus ist deshalb besonders wichtig.

Bei der Internetrecherche und im lokalen Branchenverzeichnis findet man enorm viele Sanitätshäuser. Doch der erste Blick täuscht, denn nicht alle sind mit Flachstrick-Kompressionsversorgungen vertraut, bieten diese sogar oftmals gar nicht erst an.

Wir empfehlen vor dem ersten Besuch durch einen Blick auf die Internetseite oder einen Anruf herauszufinden, ob das Unternehmen diese besondere Art des Messens auch wirklich beherrscht. Andernfalls kann die Bestellung schnell enttäuschend werden. Sie haben es bereits schwer genug, ersparen Sie sich den unnötigen Frust!

Ein weiterer, oft unterschätzter Tipp: Achten Sie beim Besuch des Sanitätshauses auch auf die zwischenmenschliche Komponente! Wie werden Sie behandelt? Fühlen Sie sich wohl? Haben Sie das Gefühl, ernstgenommen zu werden? Diese Punkte sollten ebenfalls eine Rolle spielen!

Haben Sie ein qualifiziertes Sanitätshaus gefunden, wird man Sie dort ausmessen. Dieser Prozess ist unglaublich wichtig. Dabei sollte man Folgendes beachten:

- *Der Messzeitpunkt ist wichtig – entweder morgens oder direkt nach einer Lymphdrainage sollte gemessen werden, damit die Beine möglichst entstaut sind.*
- *Das Maßnehmen unterscheidet sich: Bei Flachstrick muss das sogenannte Zugmaß genommen werden, bei Rundstrick hingegen das Hautmaß.*
- *Je nach Hersteller müssen verschiedene Messpunkte genommen werden – andernfalls sitzt die Versorgung nicht richtig.*
- *Besonders bei den Abschlüssen ist Sorgfalt das oberste Gebot, da die Versorgung andernfalls schmerzhaft in die Haut einschneiden könnte.*

Doch die Maße allein bewirken noch nicht, dass die Versorgung angenehm sitzt und den schmerzhaften Alltag erleichtert. Nun gilt es, sich für einen der zahlreichen Hersteller zu entscheiden: wie zum Beispiel Juzo, Medi, Bauerfeind, Ofa, Jobst, Thuasne – an Auswahl mangelt es nicht, wohl aber an Sachkenntnis, welches Produkt von welchem Hersteller für Ihre individuellen Bedürfnisse am geeignetsten ist. Doch keine Sorge, auch hier sollte Ihnen die kompetente Fachkraft des Sanitätshauses bei der Auswahl behilflich sein können. Für unser Haus sind vor allem Dinge wie die Wandstabilität des Materials, die sich an der Gewebestruktur der Patientin orientiert, der Tragekomfort und die zur Verfügung stehenden optischen Merkmale wichtig. Das Klischee der biederen, nicht vorzeigbaren Kompressionsware ist schon lange nicht mehr aktuell.

2. Lymphdrainage – überraschend sanft

Zu Beginn meiner Therapie wusste ich nicht, was ich unter einer Lymphdrainage verstehen sollte. Der Begriff erweckte bei mir ähnlich unangenehme Assoziationen wie das Wort Aderlass und klang nach der Verheißung von Schmerzen bzw. mindestens einer torturähnlichen Prozedur. Glücklicherweise sollte ich bald feststellen, dass die Lymphdrainage einen sehr angenehmen Teil der Lipödem-Therapie darstellt. Der schwierigste Teil daran war der, die ungeliebten Körperstellen vor fremden Menschen zu entblößen und anfassen zu lassen, aber auch die Konfrontation mit der eigenen Beinmasse.

Bei den ersten Lymphdrainagen ging es mir deshalb psychisch sehr schlecht. Doch mit der Verbesserung der Erkrankung wurde auch das Gefühl bei der Behandlung besser. Ich hatte wechselnde Therapeuten*innen, die alle mit unterschiedlichen Handgriffen arbeiteten. Gemeinsam war allen Sitzungen, dass sie innerhalb der 25 bis 50 Minuten andauernden Behandlung eine deutliche Verbesserung des Gewebezustands bewirkten. Häufig konnte ich allein aufgrund des sich einstellenden besseren Körpergefühls und der Leichtigkeit in den Beinen bemerken, wie belastet diese vor der Lymphdrainage waren. Mein Bewegungsdrang und auch meine Stimmung verbesserten sich schlagartig. Einige Male sprang ich förmlich vor Freude in die Luft, nachdem ich die Praxis verlassen hatte. Dieses leichte Beingefühl war wirklich ein Geschenk.

Was passiert da eigentlich?

Prinzipiell gibt es 3 verschiedene Richtungen der manuellen Lymphdrainage (MLD): Die Vodder-, die Asdonk- und die Földi-Methode.

Der dänische Biologe und Physiotherapeut Dr. Emil Vodder (1896 bis 1986) und seine Frau Estrid entwickelten die Massagegriffe, die heute als MLD bekannt sind, in den 1930er-Jahren. Ursprünglich war das Ziel, Patienten mit chronischen Infekten der oberen Atemwege, die oft stark geschwollene Lymphknoten am Hals aufwiesen, Linderung zu verschaffen. Da Vodder selbst kein Mediziner war, wurde die MLD lange nicht von der Schulmedizin anerkannt.

Eine Hürde, die erst durch Weiterentwicklungen der Ärzte Dr. med. Johannes Asdonk (1910 bis 2003) und Prof. Dr. med. Michael Földi (1920 bis 2018), der als Vater der modernen MLD gilt, genommen werden konnte. Durch die Erzählungen seiner späteren Ehefrau Christa lernte Asdonk 1963 die manuelle Lymphdrainage kennen. Wenige Jahre später gründete er die erste Schule für MLD und dann die erste lymphologische Fachklinik Anfang der 1970er-Jahre. Auch Földi gründete gemeinsam mit seiner Ehefrau Etelka 1979 eine lymphologische Fachklinik in Hinterzarten; an der Földischule werden bis heute Therapeuten in manueller Lymphdrainage ausgebildet. Auch der Begriff der komplexen physikalischen Entstauungstherapie (KPE) wurde insbesondere durch die Arbeit der Familie Földi geprägt.

Die Therapeuten*innen aktivieren üblicherweise zunächst die oberen Lymphbahnen am Schlüsselbein durch kreisförmige Bewegungen in Richtung seiner inneren Enden. Dies kann durch das Rückwärtskreisen der Schultern unterstützt werden. Anschließend folgt die Bearbeitung des Bauchraums, was man selbst als Patientin durch tiefe Bauchatmung unterstützt. An den Beinen beginnt die Lymphdrainage üblicherweise an den Leistenlymphknoten. Mit Schöpf-, Dreh- und Pumpgriffen geht es dann weiter nach unten, im besten Fall bis zu den Füßen und Zehen. Diese Aktivierung erhöht die Pumpleistung der Lymphgefäße und schiebt gestaute Ödemflüssigkeit aus dem betroffenen Körperteil in gesunde Körperregionen. Die entstauende Wirkung einer MLD hält eine Zeit lang an, wenn man sofort anschließend die passenden Kompressionsstrümpfe anzieht. Ohne konsequentes Tragen der Strümpfe oder bei nicht mehr ausreichend wirksamer Kompression verpufft der Effekt dagegen rasch.

Noch eine interessante Beobachtung möchte ich dir weitergeben: Nach meinem ersten Therapeuten*innenwechsel hatte ich schreckliche Angst, dass die „neue" Lymphdrainage vielleicht „falsch" sein könnte: Jeder Griff, der mir ungewöhnlich vorkam, hätte ja zu einem schlechteren Resultat führen können. Manche Therapeuten*innen bearbeiten etwa die Beinrückseite, andere verzichten darauf. Manche legen eine Kissenrolle unter die Kniekehlen, andere nicht. Einige verbringen viel Zeit im Hals- und Bauchbereich, andere weniger. Ich habe nach einigen sehr unterschiedlichen Behandlungen festgestellt: Der Effekt nach der MLD ist für mich *immer* positiv.

Die manuelle Lymphdrainage (MLD) solltest du nur bei entsprechend geschulten Physiotherapeuten*innen durchführen lassen. Eine normale Tiefenmassage der Bein- oder Armmuskulatur kann mehr schaden als nützen. Auch aus Thai-Massagen können blaue Flecken, Schwellungen und tagelange Schmerzen resultieren. Als Patientin solltest du immer darauf achten, dass durch die Behandlung keine Schmerzen entstehen – vor allem nicht in Regionen, die vom Lipödem betroffen sind.

Positiv unterstützen

Um die Lymphdrainage zu unterstützen und auch zu Hause noch einen möglichst guten Effekt zu haben, fragte ich viele Physiotherapeuten*innen, welches Verhalten meinerseits sich positiv auswirken würde. Ich wollte zum Beispiel wissen, ob es vorteilhafter ist, eine Lymphdrainage am Vor- oder am Nachmittag wahrzunehmen. Ob sich Bewegung eher vor oder nach der Lymphdrainage anbietet und welche Griffe ich an mir selbst ausführen kann. Aus den verschiedenen Rückmeldungen und dem eigenen Ausprobieren zog ich folgende Schlüsse: Da die MLD im Liegen stattfindet, kann sich ihr Effekt verlängern, wenn man auch danach noch entspannen kann – dazu ist ein Termin am späten Nachmittag sehr hilfreich. Ich bleibe nach der Behandlung gerne eine Weile liegen. Das ist meistens ein sehr angenehmer Moment, denn ich fühle mich schmerzreduziert. Ein weiterer Effekt der MLD ist, wenn man nach der Behandlung zur Toilette muss und Flüssigkeit aus dem System entlassen kann.

Sportliche Betätigung oder ein körperlich aktiver Tag ist eher vor der Behandlung sinnvoll, weil durch Bewegung die Durchblutung der Beine verstärkt wird. Das ist grundsätzlich gut, erhöht jedoch auch die Menge an Wassereinlagerungen. Im Anschluss an die Aktivität ist die MLD also genau richtig. Nur in dem Fall, dass du erst durch die erleichterte Situation nach der Behandlung dazu befähigt bist, dich zu bewegen, ist Sport nach der MLD sinnvoller als vorher.

Selbstbehandlung leicht gemacht

Aus den Gesprächen mit den Therapeuten*innen entwickelte ich auch eine eigene Technik zur Selbstbehandlung, die ich insbesondere im ersten Jahr der Therapie sehr häufig, meist sogar täglich, anwandte. Dabei massiere ich abends vor dem Schlafen ebenfalls zunächst die Mulden oberhalb des Schlüsselbeins kreisförmig in Richtung seiner unteren Enden, drücke und massiere dann die

Bauchregion, während ich sehr tief in den Bauch einatme, und aktiviere anschließend die Leistenlymphknoten und die oberen Oberschenkellymphbahnen mit leichten Kreisbewegungen aufwärts.

Auch die Lymphknoten in den Kniekehlen kann man recht gut selbst aktivieren. Man umfasst dazu das Knie mit der Hand der gleichen Seite, legt den Daumen auf das Knie und massiert mit den 4 übrigen Fingern die Kniekehle. Äußerst schwierig (und vermutlich auch nicht zielführend) ist es, sich weiter knieabwärts oder am Unterschenkel selbst zu lymphen, da diese Bewegung mit einem Abknicken des Körpers an Hüfte und/oder Kniegelenk verbunden wäre, was den Lymphabfluss aufhalten würde.

Grundsätzlich solltest du darauf achten, ein gutes Gefühl dafür zu bekommen, ob eine Bewegung zu fest oder zu lose ist (ein reines Streicheln reicht nicht). Die Handgriffe sollten genau die Schichten im Körper erreichen, in denen die Lymphbahnen verlaufen. Zur Selbstbehandlung kannst du auch Massageroller, Igelbälle, vibrierende Massagestäbe oder Faszienrollen verwenden: allerdings nicht zu fest und am Körper stets aufwärts – in Richtung des Herzens – gerichtet. Wer ausprobieren möchte, Teillymphdrainagen an sich selbst durchzuführen, kann sich zudem online einige Videos anschauen, sollte aber bei Gelegenheit die eigene Technik in der Physiotherapie besprechen bzw. sich eine geschulte Meinung einholen.

Tipp: Um die Arme selbst zu lymphen, einfach die rechte Hand unter die linke Achsel schieben und mit Fingern und Daumen mehrfach pumpend massieren, dabei den linken Arm nach oben ausstrecken und mit den Fingern in der Luft Klavier spielen. So entstaut der Arm schnell und deutlich spürbar. Eventuell sparst du so sogar viel Zeit bei der professionellen Lymphdrainage: Die Therapeutin kann sich dann länger auf deine Beine konzentrieren.

Apparative intermittierende Kompression (AIK)

Ich kaufte nach einer Weile auch ein Gerät zur apparativen intermittierenden Kompression (AIK), eine Art Lymphdrainagemaschine, die aus einem luftmatratzenähnlichen Hosenteil besteht, der von den Zehen bis zur Brust reicht, und durch das rhythmische Aufpumpen der darin vorgesehenen Luftkammern eine Lymphdrainage imitiert. In meinem Fall war es das Lympha Press-Gerät von *Villa Sana* (Preis: 3.000 Euro). Auch ersetzt das Gerät nicht die sehr feinfühlige Therapie durch die Therapeuten*innen, es kann lediglich unterstützen. Insbesondere sollten die oberen Lymphbahnen manuell behandelt werden, bevor die Maschine zum Einsatz kommt. Dabei ist es sehr wichtig, mit Fachleuten den optimalen Behandlungsdruck der AIK sowie einen sinnvollen Rhythmus der Intervalle zwischen dem Befüllen und Entleeren der Luftkammern festzulegen. Aus leidvoller Erfahrung kann ich nur davon abraten, nach dem Prinzip „viel hilft viel" verfahren zu wollen, also die Maschine auf sehr hoher Stufe auszuprobieren und einen starken Druck „auszuhalten". Auch wenn man dies während der Behandlung vielleicht noch nicht bemerkt, kann es später zu starken Schmerzen kommen, die häufig mehrere Tage andauern.

Die Endokrinologin Dr. Karen Herbst empfiehlt die AIK, betont aber ebenfalls, dass der Druck niedrig gehalten werden sollte. Außerdem müsse die Hosenmanschette bis über den Bauch gehen, damit das subkutane Bauchfett nicht durch die Behandlung wächst. Wenn die maschinelle Kompression richtig angewendet wird, reduziert sie nachweislich Flüssigkeitsansammlung und Schmerzen sowie Wundbildung und Kapillarempfindlichkeit. Vor allem für bettlägerige Patientinnen ist die AIK oft die einzige praktikable Form der Lymphdrainage.

Wer ein Gerät zur apparativen intermittierenden Kompression verordnet bekommt, sollte sich unbedingt von geschultem Personal in die Handhabung einweisen lassen. Deine Lymphtherapeuten können dir die Technik des „Anlymphens" beibringen. Dabei werden die oberen Lymphbahnen am Schlüsselbein und im Bauchraum so vorbereitet, dass die Lymphe von dort aus abgegeben werden kann. Das ist für den Erfolg der apparativen intermittierenden Kompression ausschlaggebend.

Ähnliche Einschätzungen lassen sich auch aus den Untersuchungen von Prof. Dr. Teresa Conner-Kerr von der Universität von North Carolina zur pneumatischen Kompression bei Gefäßerkrankungen und Lymphödem ableiten. Sie empfiehlt kurze Behandlungszeiten von 30 bis 60 Minuten, höchstens ein- bis zweimal täglich bei niedrigem bis mittlerem Druck von circa 30 bis 35 mmHg. Bei höherem Druck können empfindliche Gefäße beschädigt werden. Nach Angaben der Expertin sollten es Hosenmanschetten mit 10 bis 12 Kammern sein, die vom Fuß zum Herz aufwärts pumpen.

Wem hilft die Lymphdrainage?

Für viele Lipödem-Patientinnen ist eine manuelle Lymphdrainage einer der wenigen positiven Aspekte ihrer Erkrankung. Zwar kann es anstrengend sein, die Termine dafür einzuplanen und lange Anfahrtswege in Kauf zu nehmen, aber im besten Fall bekommt man dafür Zuwendung und große Erleichterung. Ich möchte gar nicht wissen, wie es mir ohne die MLD und meine liebe Larissa ginge, die mich jahrelang betreut und behandelt hat. Nicht umsonst nennen viele Lipödem-Patientinnen ihre Physiotherapeutin die „Lymphfee" und ihre Beraterinnen im Sanitätshaus die „Sanifee“: Wenn diese beiden in deinem medizinischen Team richtig gut sind, dann ist das wirklich wie Zauberei!

Kommen wir zur Kehrseite der Medaille: Da viele Patientinnen nicht nur eine MLD, sondern auch eine Operation benötigen, und der Kampf darum oft schwierig ist, wird in öffentlichen Briefen an die Krankenkassen oft geschrieben, die Lymphdrainage helfe nicht. Hier ist wichtig zu betonen: Sie hilft *manchen* nicht (*genug*). Diejenigen, bei denen dies der Fall ist, benötigen eine andere Hilfe. Das bedeutet aber nicht, dass Tausende Lipödem-Betroffene nicht dringend auf ihre Lymphdrainage angewiesen sind.

Wie oft hatte ich schon Wochen, in denen ich kaum sitzen, stehen oder liegen konnte und vor Schmerzen an Bewegung nicht einmal denken wollte. Eine einzige MLD hat dann oft bewirkt, dass ich aus dem Schmerzkarussell ausbrechen konnte. Ich flog quasi nach Hause und ließ auf dem Weg zurück sogar den Bus für einige Stationen links liegen. Ich wollte laufen! Mit dem leichten Beingefühl nach der MLD war Bewegung wieder möglich.

Ich habe deswegen selbst eine Umfrage unter Lipödem-Patientinnen gestartet und hatte innerhalb weniger Stunden über 250 Rückmeldungen. Über 120 Frauen gaben an: „Nach der Lymphdrainage spüre ich Erleichterung und habe weniger Schmerzen.“ Über 50 stimmten dem zu: „Nach der Lymphdrainage spüre ich langfristige Vorteile (z. B. Umfangsverluste, die durch Kompression anhalten).“ Über 40 Frauen schrieben mir: „Nach der Lymphdrainage geht es mir für 1 bis 2 Tage gut.“ Während 15 sagten: „Nach der Lymphdrainage geht es mir genauso schlecht wie vorher.“

Auch wenn diese Ergebnisse nicht nach wissenschaftlichem Maßstab repräsentativ sind: Aus meiner Sicht ist es wichtig, dass wir die MLD nicht verteufeln, wenn wir etwa um die Zusage von Operationen kämpfen. Viele von uns benötigen die MLD dringend – meist vor *und* nach einer OP.

Experten erklären: Lymphdrainage hilft besonders denen, die viel Flüssigkeit im Fettgewebe einlagern. Moema Nicolau ist Endermologie-Expertin und empfiehlt Lymphdrainage in Kombination mit Endermologie. Diese Behandlung verbessere die Leistungsfähigkeit des Lymphsystems um 300 Prozent für mehrere Tage nach der Behandlung. Ein medizinisches Gerät wird von einem Therapeuten über die Haut geführt, erzeugt dabei ein Vakuum, vibriert dabei leicht und stimuliert das Gewebe zur Neubildung von Bindegewebe. Die Hautstruktur wird dadurch besser und Umfänge verringern sich. Leider sind die Behandlungen teuer und auch nicht für jeden leicht erreichbar. Von einer Übernahme durch Krankenkassen sind wir weit entfernt. Definitiv würde ich zu dieser Behandlungsform gerne Studien mit Betroffenen sehen.

In Bezug auf die **Kostenübernahme von Lymphdrainage** ist es teilweise nötig, Aufklärungsarbeit zu leisten. Viele Allgemeinmediziner*innen lehnen die Verschreibung der MLD ab, da sie davon ausgehen, dass es „ihr Praxisbudget belastet". Da die MLD allerdings wieder Bestandteil der Regelversorgung bei Lipödem ist, kann sie „budgetneutral" verschrieben werden. Privatversicherte erhalten häufig leichter Zugang zu benötigten Lymphdrainagen, müssen allerdings teilweise hohe Beiträge aus eigener Tasche zuzahlen.

Linda-Anne Kahn, Lipödem-Therapeutin und Patientin

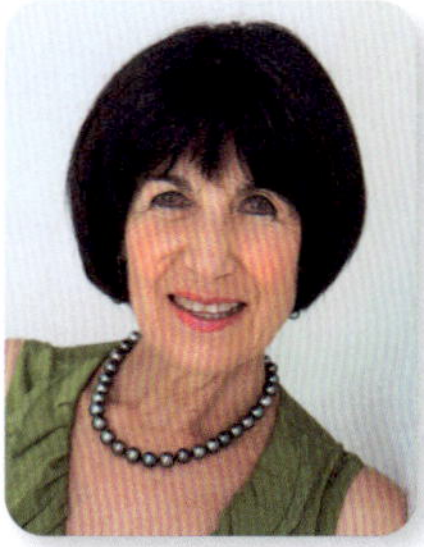

Ich arbeite seit 35 Jahren vor allem mit Patientinnen mit Erkrankungen des Fettgewebes wie Lymphödem und Lipödem. Dabei arbeite ich ganzheitlich und kombiniere Lymphdrainage mit Ernährung und Aromaöltherapie sowie Beratungen. Als Co-Autorin habe ich den Ernährungsratgeber „Lymphedema and Lipedema Nutrition Guide“ mitverfasst. Früh in meiner beruflichen Karriere als Schönheitspflegerin in Südafrika studierte ich Lymphdrainage. 1992 machte ich ein Lymphödem-Zertifikat in Österreich. Dort sagte mir meine Professorin, dass ich selbst ein Lipödem hatte. Schon als Teenager hatte ich Schwierigkeiten mit meinen Beinen und meinem Gewicht: Diese Diagnose erklärte all das! Ich war damals in Stadium 1. Heute, 28 Jahre später, bin ich immer noch in Stadium 1, weil ich große Sorgfalt und Selbstfürsorge an den Tag legte. Das wollte ich auch mit anderen teilen.

Der wichtigste Aspekt für mich war meine Ernährung. Ich ernähre mich seit 35 Jahren so, dass meine Ernährung möglichst nicht zu Entzündungen im Körper beiträgt. Diesem Plan folge ich recht streng. Über die Jahre habe ich beobachtet, welche Nahrungsmittel meine Beine anschwellen lassen oder Schmerz oder Blähungen verursachen. Ich habe zuerst rotes Fleisch ausgeschlossen, dann Weißbrot und Käse. In den letzten 25 Jahren ist meine Hosengröße um 3 Nummern geschrumpft. Meine Ernährung ist nun überwiegend basisch, ca. zu 80 Prozent. Das tut meinem Verdauungstrakt gut. Indem ich das wegließ, worauf ich gereizt reagierte, ging es meinem Magen- und Darmbereich viel besser. Heute wissen wir mehr über das Mikrobiom des Darms und wie unheimlich wichtig es für unsere Gesundheit ist. Bewegung hat für mich auch eine große Rolle gespielt. Ich mache täglich Sport: eine Kombi-

nation aus Walking, Ellipsentraining, Pilates und Yoga. Man muss in Bewegung bleiben, damit das Lymphsystem in Bewegung bleibt. Und Lymphdrainage spielt eine große Rolle. Sie beruhigt die Entzündung und entstaut das Gewebe, sodass die Lymphe das Gewebe wieder reinigen kann.

Für die Lymphdrainage nutze ich eine Mischung aus ätherischen Ölen, Grapefruit, Zitrone, Pfefferminz und Rosmarin. Eine meiner Kompositionen heißt „Flow", sie ist sehr gut als Badezusatz oder in einer Kombination mit Kokosnussöl als Massagebalsam geeignet. Man kann so eine Mischung auch selbst herstellen: Verrühre dazu 10 bis 15 Tropfen der ätherischen Öle mit 15 Gramm Kokosöl als Massagemischung. 10 Tropfen dieser Mischung, verrührt mit etwas Sonnenblumenöl, ergibt ein wunderbares Badeöl, was herrlich duftet. Man sollte dabei wirklich darauf achten, Bioöle von hoher Qualität zu verwenden.

Wissenschaftliche Studien zeigen, dass das Einatmen und Über-die-Haut-Aufnehmen von aromatischen Pflanzenextrakten helfen können, den Körper zu beruhigen und Schmerzen zu lindern. Lipödem-Patientinnen haben meist chronische Schmerzen und erleben Depression oder Angstzustände. Bergamotten-, Orangen- und Mandarinenöle zu inhalieren kann die Psyche sehr entspannen und entlasten. Muskatellersalbei kann ein belebendes und richtiggehend euphorisches Gefühl auslösen.

Die Schmerzen, die wir Lipödem-Patientinnen aufgrund der chronischen Entzündungen erleben, treten eine Kaskade von biochemischen Reaktionen los, die das zentrale Nervensystem auf Schmerzrezeption konditionieren. Viele Kräuter und Supplemente können die Entzündungen reduzieren und den Lymphfluss beeinflussen. Ich liebe Kurkumin und Selen, weil sie antientzündlich sind. Und der Stechende Mäusedorn verbessert den Lymphfluss. Stechenden Mäusedorn nehme ich in Form eines Präparats mit 150 mg Wirkstoff zweimal täglich oral ein.

3. Ernährung: naturbelassen und nährstoffreich

Ja, es stimmt: Das Lipödemfett ist durch Ernährung nur schwer zu beeindrucken, doch trotzdem spielt die Ernährung eine große Rolle. Es ist ganz klar: Die eigene Ernährung ist nicht schuld an deiner Erkrankung, allerdings kann man mit einer gesunden, vorteilhaften Ernährung deutliche Verbesserungen im Krankheitsbild erzielen und ein Voranschreiten verlangsamen. Wenn zusätzlich zum Lipödem – wie bei 80 Prozent von uns – Übergewicht vorliegt, ist es ratsam, dies auf gesunde Weise zu reduzieren, da zusätzliche Fettzellen den Lymphfluss unnötig erschweren.

Unsere Körper, die mit dem Lipödem eine recht hohe Belastung haben, benötigen gesunde Nährstoffe und Nahrung, die sich positiv auf den Stoffwechsel, die Hormone, Entzündungswerte und den Zellaufbau auswirken. Hierzu gibt es recht wenig Forschung, aber viele Wissenschaftler*innen empfehlen mittlerweile eine pflanzenbasierte Nahrung mit hohem Nährstoffgehalt, die alle Farben des Regenbogens beinhalten sollte – und damit die verschiedenen relevanten Vitalstoffe liefern kann. Wenn du dich gesund ernährst, kannst du dein Schmerzniveau positiv beeinflussen und deine Energie steigern.

Fast alle Lipödem-Patientinnen haben eine qualvolle Vergangenheit mit allen möglichen Diäten und (Pseudo-)Medikamenten hinter sich. Ich bin immer wieder überrascht, zu welchen Selbstgeißelungen viele bereit sind, um Gewicht zu verlieren: Nur Fett, nur Kohlenhydrate, nur Eiweiß, Pulver, Shakes und dauerhaftes Hungern. Leider führt die Verzweiflung, trotz alledem kaum Kontrolle über den eigenen Körper gewinnen zu können, nicht selten zu Magersucht oder Bulimie, der Ess-Brechsucht.

Gewohnheiten brechen

Es ist wirklich nicht leicht, die Ernährung umzustellen. Vor allem, da jeder Mensch die eigene Ernährung zunächst einmal für normal hält. Das ist auch nicht überraschend. Es handelt sich dabei ja meistens um eine Mischung aus dem, was in der Familie vorgelebt wurde, was eventuell die Partner*innen an Gewohnheiten mit in eine Beziehung gebracht haben und dem Einfluss von Werbung und Medien jeglicher Art.

Dass die Kombination aus ernährungsbedingtem Übergewicht und Lipödem aus verschiedenen Gründen schwierig ist, bestätigen auch Prof. Dr. med. Markward Marshall, Internist und Angiologe, und Dr. med. Christine Schwahn-Schreiber, Fachärztin für Chirurgie und Gefäßchirurgie, die hierzu eine Untersuchung mit 62 Patientinnen durchgeführt haben. Alles in allem bieten wir unserem Körper deutlich bessere Bedingungen, wenn wir es schaffen, zusätzliches Übergewicht zu vermeiden oder abzubauen. Und wenn gesunde Ernährung erst mal zur Gewohnheit geworden ist, dann vergeht auch die Lust darauf, sich dauerhaft ungesund zu ernähren.

Zwar ist es wichtig, die Kalorienmenge in einem gesunden Rahmen zu halten, ausschließlich auf Kalorien zu achten ist allerdings wenig hilfreich. Nicht nur weil man dann oft riskiert, sich einseitig zu ernähren und damit einen Mangel an wichtigen Vitalstoffen zu provozieren. Man muss auch viel Willenskraft aufbringen, um die Restriktion durchzuhalten, die unterm Strich oft zu dem berühmten Jo-Jo-Effekt führt. Dies gilt einer Studie zufolge, die in der wissenschaftlichen Fachzeitschrift *Cell Metabolism* veröffentlicht wurde, vor allem wenn verarbeitete Lebensmittel den Schwerpunkt der Ernährung bilden.

Auch die natürliche hormonelle Regelung von Hunger und Sättigung wird durch Fast Food wie Konserven- und Fertiggerichte oder die Massen schnell verfügbarer Kohlenhydrate aus Weißbrot oder zuckerhaltigen Joghurts und Ähnlichem empfindlich gestört. Eine naturnahe Ernährungsform mit viel Gemüse und Obst hat dagegen gute Chancen, auch ohne starres Kalorienzählen unsere Gesundheit und unser Gewicht in Balance zu bringen – wie auch das angesprochene natürliche Gefühl von Hunger und Sättigung.

Pflanzlich, natürlich, abwechslungsreich

Halten wir fest: Ein Ernährungsstil, der sehr pflanzlich und natürlich ist, und der wenig Fleisch, Milch und stark verarbeitete Getreideprodukte enthält, ist für jeden von Vorteil und bietet gerade beim Lipödem besonders gute Gesundheitseffekte. Ob man diesen nun basisch, ayurvedisch oder pflanzenbasiert nennt: Wichtig ist, möglichst häufig selbst zuzubereiten und weniger industriell verarbeitete Lebensmittel zu konsumieren.

Ich habe mich nach der Ernährungsumstellung viel gesünder und leichter gefühlt, hatte mehr Energie, kurz: ein besseres Lebensgefühl. Ich habe viel Gewicht und Umfang verloren, auch und sogar in erster Linie an den erkrankten Körperstellen. Meine Haut verbesserte sich und ich habe sogar eine schwere Allergie überwunden. Beginne zum Beispiel damit, saisonal und (einigermaßen) lokal einzukaufen, möglichst viele Lebensmittel ohne Zutatenlisten. Das ist oft völlig ausreichend. Es müssen meiner Erfahrung nach keine teuren Superfoods sein. Die finden sich zuhauf in fantastischen heimischen Alternativen, die schon alleine deswegen nährstoffreicher sind, weil sie keine langen Transportwege und unendliche Lagerzeiten hinter sich haben, bevor sie auf deinem Teller landen.

Einige Nährstoffgiganten werden für die Gesundheit von Lipödem-Patientinnen immer wieder hervorgehoben, weil sie helfen, die gesunden Darmbakterien aufzubauen, und auf diese Weise das Immunsystem und auch den Fettstoffwechsel zu unterstützen. Hierzu gehören etwa Zitronen, Gerste (als Sud), Pilze und Pflanzensamen (besonders Leinsamen, der mit seinen Omega-3-Fettsäuren entzündungshemmend wirken kann), Zitrusfrüchte, Brokkoli, Rosenkohl und Kirschen.

Quatsch ist, generell alle Fette, alle Kohlenhydrate oder alle Proteine zu verteufeln. Es geht um die Qualität dieser Makronährstoffe: Gesunde Fette, Kohlenhydrate und Eiweiße bekommst du vor allem aus möglichst naturbelassenen, pflanzlichen Lebensmitteln. Demgegenüber fördert vor allem die Kombination schnell verfügbarer Kohlenhydrate aus zum Beispiel Fast Food und Weißmehlprodukten mit Transfetten (aus industrieller Herstellung und überhitztem Pfannenfett) niedriggradige Entzündungsprozesse im Körper, die vielen chronischen Erkrankungen zugrunde liegen.

„Transfette bauen sich wie Trojaner in die Zellmembran ein und machen die Zelle funktionsuntüchtig“, schreibt hierzu die Ernährungsmedizinerin Dr. med. Anne Fleck in ihren Büchern. Mehr (gesundes) Fett wirke dagegen antidepressiv und mache belastungsresistenter. Auch deshalb kommt bei mir morgens oft Avocado mit Hanf- und Leinsamen mit aufs Brot. Oder eine Handvoll Nüsse oder Mandeln in meinen Smoothie.

Mit einer besonderen Form der sehr kohlenhydratarmen Ernährung verzeichnen viele Lipödem-Betroffene Erfolge beim Abnehmen und der Schmerzreduktion. Bei einer gemüsereichen ketogenen Diät nehmen Patientinnen weniger als 20 Gramm Kohlenhydrate pro Tag zu sich und versorgen den Körper dennoch mit allen notwendigen Nährstoffen. Die Diät sollte unter ärztlicher Aufsicht oder mit Begleitung durch eine geschulte Beraterin durchgeführt werden.

Was uns nicht guttut

Lebensmittel, deren Konsum ich signifikant reduziert oder die ich gänzlich aus meiner Einkaufsliste entfernt habe, sind Fertiggerichte, verarbeitete Fleisch- und Wurstprodukte, Milchprodukte, Weißmehl und viele Getreideprodukte. Ebenso Zuckerhaltiges, stark Salzhaltiges und Koffein- sowie Alkoholhaltiges. Für die meisten dieser Produkte habe ich mir zwar kein generelles Verbot auferlegt, aber ich spüre immer, dass es mir und meinen Beinen besser geht, wenn ich möglichst wenig davon konsumiere. Wie weit man in diesem Bereichen verzichten kann, ist vermutlich sehr individuell.

Ich rate dir zu beobachten, wie sich Schmerzen, Schwellungen und Wohlbefinden durch den Verzehr verschiedener Lebensmittel verändern. In diesem Zusammenhang ist mir besonders Salz aufgefallen. Früher habe ich sehr salzig gegessen. Sogar Gemüse habe ich immer mit Salz zubereitet, heute dünste ich es ganz ohne Salz und mag den natürlichen vollen Geschmack des Gemüses viel lieber. Salz bindet Wasser im Körper. Und ich vermute, dass ich auch deshalb so viel Gewicht verlieren konnte, weil ich bei zumindest einer Mahlzeit am Tag kein zugefügtes Salz zu mir nehme.

Den Autorinnen des *Lypmphedema and Lipedema Nutrition Guide*, dem Ernährungsratgeber für Lip- und Lymphödem, sowie den Untersuchungen der US-amerikanischen Mayo Clinic und des Weizmann-Instituts für Wissenschaften, Israel, zufolge, kommt es unter anderem darauf an, Nahrung aufzunehmen, die auch 2 Stunden nach dem Essen den Blutzuckerspiegel niedrig hält. Genau das Gegenteil passiert durch die erwähnten Fast-Food- und Weißmehlprodukte, durch Zucker, Süßigkeiten und stark gesüßte Lebensmittel: Beim Lipödem resultieren aus einer solchen Ernährung höchstwahrscheinlich übergroße Fettzellen. Und Zucker ist übrigens in mehr Lebensmitteln, als man denkt. Sogar in den relativ gesund aussehenden Frühstücksflakes, Obstkonserven oder der Tomatensuppe aus der Tüte und in vielen Soßen und Dressings.

Wovon ich gänzlich abrate

Mache bitte auch keine Crashdiäten oder einseitige Diäten (z.B. Ananas- oder Ei-Diäten). Auch von allem, was nur extrem niedrige Kalorien erlaubt und was echte Nahrungsmittel durch Pulver oder Vitaminpräparate zu ersetzen versucht, rate ich dringend ab. Wer eine ernsthafte Essstörung entwickelt hat, sollte sich unbedingt psychotherapeutische Hilfe suchen.

Was definitiv enorm schädlich ist – eigentlich zwar nicht in die Kategorie Ernährung gehört, aber zum Thema Konsum von Genussmitteln – ist Rauchen. Es ist schädlich für nahezu alle Bereiche deines Körpers. Was für uns Lipödem-Patientinnen besonders relevant ist: Die Gefäße werden durch das Rauchen brüchiger. Daraufhin tritt mehr Wasser ins Gewebe ein. Alle zusätzlichen Schadstoffe, die das Lymphsystem abtransportieren muss, belasten es enorm. In Lungennähe sind sogar die Lymphknoten davon betroffen und verlieren zunehmend ihre Funktionstüchtigkeit.

Schnelle Rezepte mit Genuss

Sehr hilfreich und praktikabel ist es für mich geworden, eine Mahlzeit am Tag hauptsächlich oder gänzlich aus (rohem) Obst und Gemüse bestehen zu lassen und bei allen anderen Mahlzeiten den Anteil natürlicher, unverarbeiteter Lebensmittel deutlich zu erhöhen. Diese Mahlzeitengestaltung wirkt sich positiv auf den Körper, die Energie, Stimmung, allgemeine Gesundheit und Ausstrahlung aus. Oft setze ich bis zu 2 Mahlzeiten am Tag mit hohen Anteilen von roher und veganer Kost zusammen. Im Sommer ist zum Beispiel eine Melone ein tolles Frühstück, ein großer Salat zum Mittagessen füllt und gibt viel Frische und Elan. Mit einigen Nüssen und Kernen liefert er auch genügend Energie. Viele stellen sich diese Ernährungsweise sehr aufwendig vor, das ist sie aber nicht. Mit einem Mixer mache ich etwa ein typisches Smoothie-Frühstück in weniger als 5 Minuten. Und das Mittagessen kann auch einfach einmal aus einem Beutel Mandarinen oder einer Schale Nektarinen bestehen. Bei der Smoothie-Zubereitung habe ich eine Faustformel: Die Hälfte besteht aus 1 oder 2 Fruchtsorten, dazu kommen 1 kleine Handvoll Nüsse oder Samen und dann etwa genauso viel Wasser wie Früchte. Hier ein paar leckere Rezepte:

Gemüse-Smoothie

1 große Handvoll Spinatblätter
1 dicke Scheibe reife Ananas, 1 Apfel, 1 Birne oder 1 Banane
300 ml Wasser
1 kleine Handvoll Cashewnüsse nach Belieben

Obst-Smoothie

4 reife Aprikosen, 1 Apfel oder 2 Orangen
1 Handvoll Beeren
300 ml Wasser
1 kleine Handvoll Mandeln nach Belieben
etwas Zimt oder Vanille

Haferflocken-Frühstück

60 g Haferflocken
400 ml Wasser
je 1 Prise Zimt und Salz
1 Banane
2 Äpfel
Toppings wie Nüsse, Nussmus, Samen, Trockenfrüchte

Haferflocke mit Wasser, Zimt und Salz für drei Minuten köcheln und auf einen Teller geben. Inzwischen Banane und Äpfel in kleine Stücke schneiden und Toppings über den Haferbrei geben.

Salatfreuden

Meine Salate bestehen meistens aus diesen Zutaten:

2 große Hände voll Blattsalat wie Eisberg, Spinat, Endivien, Romana, Rucola
2 oder 3 Hände voll typischer Salatzutaten wie Tomaten, Paprika oder Pilze
1 Handvoll Obst (z.B. Apfel- oder Birnenstückchen, Weintrauben oder Pfirsich)
1 kleine Menge gesunder Fette aus Oliven, Avocado, Nüssen oder Leinsamen
gehackte Zwiebeln, Frühlingszwiebeln oder feingehackter Knoblauch und Sprossen

Das Dressing mische ich aus Oliven- oder Leinöl, Balsamico, etwas Salz, Pfeffer, dazu gerne Ingwer und 1 TL süßer Senf oder Orangensaft. Dazu kommen Kräuter aller Art. Sprossen ziehe ich übrigens selbst. Das ist total einfach. Es eignen sich Linsen, Kichererbsen, Rucola, Mungobohnen, Rote Beete, Erbsen, Sonnenblumen, Alfalfa und sogar Weizen. Sie passen prima in Smoothies oder Salate und versorgen dich auch im Winter mit frischen Nährstoffen.

Falafel

Zum Salat esse ich sehr gerne Bratlinge. Oft nehme ich dazu einfach Reste vom Vortag, knete sie mit etwas Vollkornmehl zusammen und brate sie leicht an. Manchmal nutze ich aber auch ein Rezept. Zum Beispiel dieses hier:

1 Dose Kichererbsen
3 Zehen Knoblauch
1 kleine Zwiebel
1½ TL Kreuzkümmel
1 TL Koriander, gemahlen
1 EL frischer Koriander
2 EL frische Petersilie
½ TL Salz
½ TL schwarzer Pfeffer
etwas Öl

Kichererbsen abtropfen lassen und mit der Gabel oder einem Zerkleinerer zerhäckseln. Knoblauch und Zwiebeln sehr fein hacken oder mit in den Zerkleinerer geben. Mit allen weiteren Zutaten (außer Öl) vermischen. Kleine Küchlein formen und in etwas Öl anbraten.

Kirchererbsen-Eintopf

1 Dose Kichererbsen, abgetropft
1 gewürfelte Kartoffel
1 große gewürfelte Karotte
Knoblauch nach Geschmack (gerne viel)
etwas Olivenöl
500 ml Wasser
ca. 1 TL Salz (es sei denn, die Gewürzmischung ist salzhaltig)
1 TL chinesische Gewürzmischung mit etwa Zimt, Anis, schwarzen Pfefferkörnern, Gewürznelke, Fenchel oder Koriander, Muskat, Kardamom
1 TL Kreuzkümmel
1 gehackte Tomate
2 große Hände voll Spinat

Kichererbsen abtropfen lassen, Öl auf mittlerer Hitze erwärmen und Knoblauch, Kartoffel- und Karottenwürfel mit den Kichererbsen darin vorsichtig anbraten. Gewürze dazu geben und mitrösten, mit 500 ml Wasser ablöschen und 15 Minuten köcheln lassen. Suppenteller mit dem Spinat dekorieren, den Eintopf darübergeben und mit gehackten Tomaten dekorieren.

Cremige Spinatsuppe

1 EL Olivenöl
1 Zwiebel
1 Karotte
1 Handvoll Sellerie
3 Knoblauchzehen
400 g Spinat (frisch oder TK)
700 ml Gemüsebrühe
2 gekochte Kartoffeln (am besten vom Vortag)
Pfeffer, Salz
Sonnenblumen-, Pinien-, Kürbiskerne oder Leinsamen

Kartoffeln, Karotten, Zwiebeln, Knoblauch und Sellerie schälen und in kleine Stücke schneiden. Dann – mit Ausnahme der Kartoffeln – in Olivenöl bei mittlerer Hitze anschwitzen. Spinat, Gemüsebrühe und die Kartoffelwürfel hinzufügen.
Alles für 10 Minuten köcheln und mit der leicht angerösteten Kernemischung garnieren.
Wer möchte, kann die Suppe pürieren.
Die Suppe kann gerne je nach Saison mit anderen Gemüsen und/der mit frischen Pilzen ergänzt werden.

Bei gekochtem Essen habe ich vor allem die Lieblingsgerichte meiner WG und Familie abgewandelt. Wir lieben indische und thailändische Currys. Ich finde die Vielzahl an Gewürzen wie Kurkuma, Kreuzkümmel, Koriander, Zimt, Nelken, Bockshornklee, Zitronengras oder Kardamom einfach umwerfend, und sehr gesund sind sie auch noch. Bei den Currys habe ich generell vor allem den Gemüseanteil erhöht und den Reisanteil verkleinert. Fleisch- und Milchportionen sowie Weißmehlprodukte sind auf meinem Teller deutlich geschrumpft oder ganz verschwunden.

Mir ist aufgefallen, dass vor meiner Ernährungsumstellung oft jede Mahlzeit weißen Weizen (in Form von Brot, Pasta, mehligen Suppen oder anderen Backwaren) enthielt; auch Fleisch und Milchprodukte hatte ich oft gegessen. Milchprodukte als Zwischenmahlzeiten habe ich seither völlig gestrichen. Während meine Teller früher oft zu einem Drittel mit Fleisch, zu einem Drittel mit Stärkebeilage und höchstens zu einem Drittel mit Gemüse gefüllt waren, haben sich die Anteile jetzt deutlich verändert und Gemüse spielt eine viel größere Rolle. Meine Portionen sind dabei insgesamt eher größer als kleiner geworden: Es gibt zum Essen oft noch einen großen Salat dazu.

Die geschrumpfte Menge an Reis, Nudeln oder Kartoffeln fülle ich oft mit Pilzen oder Zucchininudeln auf. Zwischen den Mahlzeiten esse ich dafür nicht mehr und bin dabei sehr konsequent: Mein Blutzucker braucht diese Ruhephase und ich freue mich durch die Esspausen umso mehr auf die nächste Mahlzeit.

Flüssige Kalorien: Braucht man nicht

Kommen wir zu einem weiteren Punkt, bei dem ich sehr streng war und bin: Getränke mit Zucker, auch mit vermeintlich gesundem Fruchtzucker. Ich habe nämlich gemerkt, dass versteckte Kalorien in Getränken mir deutlich zu schaffen machen. Insbesondere Säfte und Schorlen hatte ich früher häufig konsumiert in dem Glauben, sie seien gesund. Schließlich ging ich dazu über, nur ein saftartiges Getränk pro Tag zu trinken. Irgendwann brauchte ich auch das dann allerdings gar nicht mehr und mir geht es heute am besten, wenn ich nur Wasser und ungesüßte Tees trinke. Auch Zucker-Ersatzstoffe in Getränken vermeide ich. Große Verbesserungen in den Beinschmerzen und Schwellungen bemerke ich zudem, wenn ich auf Kaffee und Alkohol gänzlich verzichte.

Ich weiß natürlich, dass es vielen zu langweilig ist, Wasser oder Tee zu trinken. Manche Menschen scheinen sich sogar regelrecht davor zu ekeln, etwas ohne zugefügten Geschmack zu trinken. Der Versuch, davon wegzukommen, lohnt sich aber. Man lernt wieder natürliche Geschmäcker zu schätzen, natürliche Aromen überhaupt wahrzunehmen. Vielleicht funktioniert es bei dir auch über ein stetiges Verdünnen von Getränken, bis du irgendwann beim Wasser angekommen bist, dem du natürliche Geschmacksnoten mit Gurkenspalten, Ingwer, Rosmarinzweigen oder Minzblättern verleihen kannst.

Auch beim Trinken kommt es auf die Menge an: **1,5 bis 2 Liter am Tag sollten es sein.** Und während man sich über diese Zahlen auch immer wieder streitet, ist es bei uns Lipödem-Patientinnen wirklich sehr wichtig, dass wir gut mit Flüssigkeit versorgt sind: Die Lymphe fließt besser, wenn sie dünnflüssiger ist. Also stell dir für den Vormittag und den Nachmittag jeweils 1 Liter Wasser oder Tee hin und trinke regelmäßig!

Spezialisten*innen im Bereich der Fettzellenforschung empfehlen Lipödem-Patientinnen täglich ein großes Glas Wasser mit Zitronen- oder Limettensaft zu sich zu nehmen, da es sich positiv auf die vergrößerten Fettzellen auswirkt und beim Aufbau gesunder Darmbakterien unterstützen kann. Kräutertees sind ebenfalls sehr empfehlenswert. Es gibt einige Kräuter, die in besonderem Maße mit Lymphgesundheit in Verbindung stehen, die ich im Kapitel über Medikamente, Ergänzungsmittel und Kräuter noch vorstellen werde.

Gelüste – und jetzt?

„Wie bekomme ich meine Gelüste in den Griff?“ – Das ist eine ganz häufige Frage in Lipödem-Foren und -Gruppen. Die meisten Patientinnen wissen, dass sie sich nichts Gutes tun, wenn sie ohne Limit Süßes verputzen. Doch ist der Geist manchmal willig und das Fleisch schwach. Es gibt immer wieder vereinzelte Stimmen, die sagen: „Ich lasse mir vom Lipödem nicht meine Essgewohnheiten diktieren.“ Ich bin der Meinung, dass jede von uns durchaus selbst entscheiden kann und muss, wann, wie viel und wie gesund sie isst. Dabei halte ich es für sinnvoll zu beobachten, wie wir uns nach dem Konsum fühlen und welches Gefühl uns wichtiger ist – das kurze Stimmungshoch während des Konsums oder das oft lange Stimmungstief nach zum Beispiel Unmengen von Süßigkeiten und wiederkehrenden Heißhungerattacken.

Ich weiß, dass ich selbst oft nicht aus Lust genascht habe. Deutlich öfter war es Frust. Entsprechend hatte ich durch das Essen einer Tafel Schokolade auch nicht notwendigerweise schöne Gefühle, sondern vor allen Dingen eine sehr kurze Unterbrechung negativer Gefühle, was dann aber oft zu noch schlechteren führte. Um dieses emotionale Essen, welches teilweise an eine Esssucht grenzt, soll es nun noch gehen. Dabei soll es nicht das Ziel sein, einen mit Genuss gewählten Schokoriegel zu verteufeln. Es soll darum gehen, den Süßigkeiten, die wir eigentlich gar nicht essen *wollen* und nach denen wir uns schlecht fühlen, widerstehen zu können.

Ich stelle mir dazu zum Beispiel Regeln auf. Wenn ich ständig entscheiden muss, ob ich noch ein Stück Schokolade nehme und noch ein Stück, wenn ich mir dabei auch noch sage, ich müsste mir jetzt mal was Gutes tun, dann befinde ich mich andauernd in einem quälenden Zustand der schwierigen Selbstregulierung. Und am Ende fühle ich mich womöglich furchtbar.

Also überlege ich mir Alternativen, die ich gut sichtbar vor mir habe, zum Beispiel auf einer Liste am Kühlschrank. Wenn die Lust groß ist, kann es helfen, ein Glas Wasser zu trinken, mir einen Tee zu machen, einen Kaugummi zu kauen oder in eine Zitronenscheibe zu beißen. Jemandem eine nette Nachricht zu schreiben, meine Schultern kreisen zu lassen und Atemübungen zu machen. Auch ein kleiner Spaziergang oder am offenen Fenster tief einzuatmen, hilft mir. Manchmal ist es eigentlich ein Bewegungsdrang, der sich als Pseudohunger bemerkbar macht.

Vertrösten ist eine weitere gute Methode: Okay, du kannst einen Keks essen, aber nicht jetzt, sondern in 30 Minuten. Oft beruhigt mich der Gedanke und das negative „Ich darf (jetzt) nicht (schon wieder)" verwandelt sich in ein positives „Ich darf später (und freue mich jetzt schon drauf)." Häufig ist der Lustanfall nach den 30 Minuten auch schon wieder vergangen.

4. Mit Bewegung langsam starten

Natürlich ist auch gesunde Bewegung essenziell. Aber damit (wieder) anzufangen ist für viele Frauen mit Lipödem oft schwierig. Einer Umfrage zur Lebensqualität von Lipödem-Patientinnen zufolge bereitet es 90 Prozent Schwierigkeiten, sich körperlich anzustrengen. 75 Prozent haben sogar Beschwerden, einen längeren Spaziergang zu machen. Viele von uns haben auch Schwierigkeiten mit Balance, Körpergefühl, Ausdauer und Kraft. Daher müssen wir oft ganz langsam anfangen.

Während Bewegung ohne Kompression überhaupt nicht zuträglich ist und sich sogar noch verschlechternd auswirkt, ist Bewegung in Kompression absolut unerlässlich. Man kennt die üblichen Hinweise: Die Treppe nehmen und nicht den Aufzug, möglichst viele Schritte laufen, mal eine Haltestelle früher aus dem Bus aussteigen oder das Auto bewusst weiter vom Arbeitsplatz entfernt parken. Während Personen ohne Lipödem durch das Beherzigen dieser Tipps eventuell nur kleine, kaum bemerkbare Erfolge erzielen, bietet sich hier für uns eine große Chance: Jede noch so kleine Bewegung ist hilfreich, wenn sie in Kompression durchgeführt wird.

Schrittzähler als Trainingspartner

Für mich bedeutete dies vom ersten Tag mit Kompressionsstrümpfen an, dass ich an der Bushaltestelle nicht mehr saß, sondern auf und ab ging. Dass ich beim Fernsehen in der Luft Fahrrad fuhr und mich außerdem einer Gehgemeinschaft anschloss. Glücklicherweise hatten unsere Nachbarn gerade Nachwuchs bekommen, mit dem sie täglich spazieren gingen. Diesen Ausflügen schloss ich mich an. Das Ergebnis: die Beinumfang-Zentimeter schrumpften deutlich.

Nach einer Weile kaufte ich mir einen Schrittzähler, was mein Bewusstsein dafür schärfte, wie sehr es sich addiert, immer wieder kleine und größere Wege in den Tagesablauf einzubauen. Mindestens 10000 Schritte wollte ich täglich schaffen. Ich bemerkte, wie sich mein Denken veränderte: Aus dem „Muss ich etwa schon wieder aufstehen?“ – was ich vor der Diagnose und dem ersten Tragen der Kompressionsstrümpfe ständig dachte – wurde ein „Wunderbar, wieder eine Gelegenheit, aufzustehen und zu gehen.“

Als Faustformel gilt für mich: Sitzen und Stehen ist schlecht, dafür lieber Liegen und Laufen! Ein hilfreicher Gedanke könnte für dich auch lauten: Wie kann ich mich heute noch bewegen? Wie und wann kann ich Bewegung in meine Arbeit oder in meine Freizeit einbauen? Gewohnheiten lassen sich ändern. Und auch die Zeit sollte dabei kein zu großes Hindernis darstellen: Statt dem gemeinsamen Kaffeetrinken kann man mit Freunden auch spazieren gehen oder eine kleine Radtour machen. Man kann im Büro einmal pro Stunde einige Treppenstufen hoch und runter laufen oder ein paar Kniebeugen machen. Man kann mit den Kindern auf den Spielplatz gehen und selbst mit herumtoben. Sogar beim Putzen kann man Tanzschritte einbauen.

Ich habe Glück: Meine Partnerin bewegt sich auch gerne und so haben wir mittlerweile eine 30-minütige Telejogging-Einheit in unseren Tag eingebaut. Wir schauen dann zum Beispiel Dokumentationen oder eine Serienfolge und trippeln fröhlich durchs Wohnzimmer. Wenn ich keine Lust habe, dann gibt sie mir meistens einen Schubs. Und wenn sie keine Lust hat, dann fordere ich sie heraus. Meistens dauert es dann keine 5 Minuten, bevor es uns besser geht, die Schlappheit sich verflüchtigt und wir uns fragen, warum wir nicht gleich losgelegt haben. Mein Fazit: Im Allgemeinen habe ich mir vorgenommen, zu jedem Bewegungsangebot Ja zu sagen. Zwar gibt es Sportarten, die durch das hohe Verletzungsrisiko oder zu abrupte Bewegungen unvorteilhaft sind. Grundsätzlich ist es aber vorteilhaft, sich mit Freude zu bewegen.

Übrigens ist es gar nicht nötig, 10.000 Schritte am Tag zu schaffen. Wissenschaftler*innen haben mittlerweile herausgefunden, dass auch schon 6.000 Schritte am Tag eine enorm positive Auswirkung auf die Gesundheit haben. Am Ende kommt es aber vor allem auf deine persönliche Bewegungsfähigkeit an: Du tust einfach das, was du kannst, und forderst dich dabei immer wieder aufs Neue heraus.

Sport mit eingebautem Kompressionsdruck: Schwimmen

Ausgesprochen positiv wirkt sich Schwimmen aus. Ein Schwimmtermin pro Woche ist auch bei geringer sportlicher Leistungsfähigkeit machbar. Dabei muss man auch nicht zu streng mit sich sein. Allein schon im Wasser zu sein, wirkt durch den Druck, der unter Wasser herrscht, ähnlich wie die Kompression im Strumpf. Durch die Bewegung im Wasser entsteht ein Drainageeffekt, die Gelenke werden geschont. Ausgesprochen vorteilhaft sind Aquajogging und Flossenpaddeln, da hier besonders die Beine aktiv werden. Wenn sie weit nach unten ins Wasser reichen, ist der Wasserdruck optimal und die Massagewirkung des Wassers perfekt. Welche Bewegungen guttun, kann man einfach einmal ausprobieren. Für den Anfang sollte man sich realistische Ziele setzen: zum Beispiel eine Stunde lang im Wasser in Bewegung bleiben oder 20 Bahnen ohne Zeitvorgabe schaffen.

Schwimmen sollte in jedem Fall mit einem positiven Gefühl verbunden werden. Ich arbeite immer noch daran, selbstkritischen Gedanken wie „Ich hätte diese Bahn schneller schwimmen sollen“ oder „Jetzt habe ich wieder nur 10 geschafft!“ etwas entgegenzusetzen. Es ist nämlich wirklich wichtig, stolz darauf zu sein, dass man sich ins Schwimmbad getraut und etwas für das körperliche Wohlbefinden getan hat. Also: Lobe dich für jeden Meter, den du hinter dich gebracht hast. Devise: Jede Bewegung im Wasser ist positiv. Nur bei sehr warmen Thermalbädern ist Vorsicht geboten.

Hilfreich beim Aquajogging kann auch der Einsatz von Schwimmnudeln, Styroporbrettern oder Auftriebgürteln sein. Sie ermöglichen es auch im tiefen Wasser, ganz ohne Bodenkontakt strampelnd in Bewegung zu bleiben. Vorher mache ich auch immer ein paar tiefe Atemübungen und massiere die oberen Lymphbahnen und den Bauch, damit der Entstauung nichts mehr im Wege steht.

Nicht immer ist es leicht, sich in Badekleidung zu zeigen. Mir fällt auch heute noch der Gang von der Umkleidekabine zum Wasser ohne Kompression häufig schwer – psychisch und auch physisch. Doch der Nutzen von Bewegung im Wasser überwiegt.

Ich hatte früher sehr viele Probleme, mich in einem Schwimmbad zu zeigen. **Irgendwann habe ich mich in diesen Situationen vermutlich gedanklich von meinem Körper und meinen negativen Gefühlen getrennt.** Innerhalb des Wassers habe ich keine große Angst, was andere denken könnten. Da sehe ich meinen Körper nicht und nehme ihn als leichter wahr. Und die 10 Meter zwischen Umkleidekabine und Wasser, die schaffe ich mit Augen zu und durch.

Konstante Muskelbewegung: Leichtes Laufen

Nicht bei jedem Körpergewicht und Trainingsstand ist es sinnvoll, zu joggen. Das Joggen bei zu hohem Gewicht oder schlechter körperlicher Verfassung kann sich sowohl auf die Motivation als auch auf das Lipödem selbst schlecht auswirken. Verletzungen sollten bei Lipödem ohnehin dringend vermieden werden, und auch zu große Belastungen sind nicht förderlich. Wir sollten uns durchaus immer nur so viel zumuten, wie es uns guttut. Wer sich körperlich in der Lage fühlt, sollte versuchen, langsam zum leichten Laufen überzugehen. Dabei bietet es sich an, Laufintervalle einzubauen, die der Kondition entsprechend immer länger werden. Es ist auch keine Schande, mit einem 30-Sekunden-Laufintervall zu beginnen.

Zuerst konnte ich immer nur sehr kurz joggen, musste dann wieder ein Stück gehen und dann wieder sekundenweise laufen. Auch hatte ich anfangs oft dauerhafte oder plötzlich stärker werdende Schmerzen und Beinstechen. Dadurch bin ich nur selten zum Laufen nach draußen gegangen. Als sehr vorteilhaft hat sich in meinem Fall das 30-minütige Laufen auf der Stelle und in der Wohnung erwiesen. Es ist nicht übermäßig anstrengend, sorgt aber für eine stetige Betätigung der Beinmuskeln in der Kompression, aktiviert die Pumptätigkeit der Venen und hat einen sehr gut entstauenden Effekt. Es lässt sich ohne Probleme bei jedem Wetter durchführen. Auch hier gilt: Die Ausrede, keine Zeit zu haben, funktioniert nicht. Laufen geht auch, wenn die Lieblingsserie läuft oder der nächste Tag in Gedanken geplant werden muss. Als Alternative bietet sich zudem ein Lauf- und Springtraining auf einem kleinen Zimmertrampolin an. Im Wechsel zum üblichen Laufen werden hier andere Muskeln benutzt, die Federung wirkt zusätzlich durchblutend. Nur zu wild sollte man nicht turnen.

Eine Vibrationsplatte ist ebenfalls vorteilhaft. Dringend nötig ist ein teures Gerät im Allgemeinen aber nicht.

Yoga, NIA, Pilates & Thai Chi

Viele Frauen mit Lipödem finden Yoga gut. Auch ich habe verschiedene Formen ausprobiert: Sehr fitnessorientierte Stilrichtungen des Yogas waren mir meistens zu anstrengend, eher langsame dagegen zu langweilig und Hot Yoga war kurz gesagt die Hölle. Viele Positionen finde ich in Kompressionsstrumpfhose einfach unangenehm und ohne Kompressionsstrumpfhose unvorstellbar. Das ist aber nur meine persönliche Wahrnehmung. Bei Kursen habe ich oft den Eindruck, ich muss für mich persönlich zu viel abwandeln, zum Beispiel wenn ein Lotussitz durchgeführt wird und die Strumpfhose im Kniegelenk drückt. Was uns Frauen mit Lipödem beim Yoga jedoch zugutekommt, ist die generelle Überbeweglichkeit, die die meisten von uns haben. Dadurch können wir alles, was mit Dehnen und Biegen zu tun hat, zumeist ziemlich gut. Was für mich funktioniert, sind yogaähnliche Übungen, die ich ganz alleine zu Hause mache und bei denen ich ganz auf meinen Körper hören und der Intuition folgend von Bewegung zu Bewegung übergehen kann.

NIA – die Neuromuskuläre Integrative Aktion – ist übrigens ebenfalls eine interessante Bewegungsart, die auch als getanzte Lebensfreude bezeichnet wird. NIA macht Spaß, ist lockernd und auch nicht zu anstrengend. Es verbindet Elemente von Tanz, Kampfsportarten und der Feldenkrais-Methode und fördert das Körpergefühl. Auch Pilates und Tai Chi bieten eine gute Mischung aus Bewegung und ruhiger Atmung mit meditativen Elementen. Probiere aus, was dir persönlich guttut.

So befreien Dehnübungen

Auch ein paar Dehnübungen über den Tag verteilt kannst du einbauen. Ich mache das mittlerweile bestimmt alle halbe Stunde. Spüre ich ein Zwicken im Rücken, kreise ich meine Schultern nach hinten. Mein Nacken ist steif? Ich dehne den Kopf vorsichtig nach links und führe anschließend das Kinn langsam über die Brust zur anderen Schulterseite. Ich merke einen leichten Bewegungsdrang? Dann mache ich ein paar Ausfallschritte und dehne die Oberschenkel. Meine Wade fühlt sich etwas lahm an? Dann ziehe ich meine Fußspitze leicht in Richtung Schienbein oder stelle mich auf die Zehenspitzen und wippe ein wenig.

Dehnen lässt den Körper wieder durchlässiger werden. Auch für die Lymphe. Du brauchst dazu keinerlei Vorkenntnisse. Wir müssen nur lernen, auf den eigenen Körper zu hören. Wenn es ein bisschen zieht: in Ordnung. Wenn es anfängt wehzutun, solltest du jedoch lieber etwas weniger intensiv dehnen, dafür vielleicht öfter.

Die Yogalehrerin und Lymphtherapeutin Edely Wallace aus Orlando vergleicht das Lymphsystem gerne mit einer Autobahn: Wenn es an einer Stelle staut, kann der Rückstau kilometerweit durch den ganzen Körper gehen. Atmen und Dehnen sind da quasi ganz natürliche Stauhelfer. Sie können im übertragenen Sinne die kaputten Fahrzeugteile aus dem Weg räumen und den Weg für die nachfolgenden Automobile wieder frei machen. Wie ein guter Abflussreiniger. Ganz ohne Nebenwirkungen.

Tanzen – alles ist erlaubt

Ohne Musik wäre das Leben ein Irrtum, schrieb der Philosoph Friedrich Wilhelm Nietzsche (1844 bis 1900), und meine Freundin Katrin sagt das auch! Musik gibt uns Zugang zu einer großen Bandbreite von Gefühlen und animiert zur Bewegung. Wem Laufen zu langweilig, Schwimmen zu nass und Yoga zu esoterisch ist, der hört einfach nur sein Lieblingsalbum oder eine einschlägige Playlist und dreht entsprechend auf. „Walking on sunshine“ und ähnliche Evergreens holen mich jedenfalls regelmäßig hinter dem sprichwörtlichen Ofen hervor. Mit mehreren Betroffenen haben wir auch eine Best-of-Playlist zusammengestellt.

Ob man mitsingt oder nicht, tanzen kann die Stimmung schlagartig verändern und jede beliebige Bewegungsform unterstützen. Ist dir gerade eher nach Klassik zumute? Nach Heavy Metal? Oder nach den Hits der 1990er-Jahre? Möchtest du lieber Ballett ausprobieren, Jazz Dance oder Bauchtanz? Es ist alles erlaubt. Tanzen lässt sich in allen seinen Abwandlungen von A wie Aerobic bis Z wie Zumba auch in der Gruppe machen. Und es lässt sich in seiner häuslichen Form wie bereits ausgeführt auch mit P wie Putzen verbinden.

Nach dem eigenen Fahrplan trainieren

Wenn man es möchte, ist es natürlich auch möglich, sich Kursen anzuschließen oder Sport-DVDs und Workouts im Wohnzimmer nachzuturnen. Die Vorteile liegen auf der Hand: Der Sport in der Gruppe kann motivierend wirken, eventuell ergeben sich wohltuende Kontakte. Mit Lipödem ist es nichtsdestotrotz immer wichtig, darauf zu achten, was den Beinen guttut. Das heißt, auch bei Gruppenaktivitäten sollten wir auf den eigenen Körper hören und uns nicht scheuen, Bewegungsabläufe so abzuwandeln, wie sie uns gerade guttun. Vielleicht schaffst du nur 10 Wiederholungen, während andere 20 schaffen. Womöglich startest du erst mit halbem Tempo oder legst eine Pause ein, wenn dir eine Übung zu verletzungsanfällig erscheint. Oder du führst eine Übung im Stehen und nicht im Sitzen durch.

Für mich war zunächst nur der Weg über das Alleintrainieren möglich, da ich mich dabei im Unterschied zur Gruppe unbeobachtet fühlte und leichter Übungen abwandeln konnte. Sport mit anderen ist allerdings gut für die Inspiration und auch für professionelle Anleitung und ein Feedback. Wenn man sich mit der Zeit etwas sicherer und selbstbewusster fühlt, ist Bewegung in der (Selbsthilfe-)Gruppe ein toller Weg, die körperliche Aktivität und soziale Kontakte gleichermaßen zu genießen.

Nach dem eigenen Fahrplan in Bewegung zu kommen, heißt auch, zu bemerken, wenn der Körper Bewegung benötigt. **Welche Signale senden deine Beine, wenn sie lange in Sitzposition verweilen mussten?** Bemerkst du diese und stehst auf, vertrittst dir die Beine und streckst auch die Arme aus? Oder hast du oft das Gefühl, in einer Situation zu sein, in der das gerade unpassend sein könnte, und gibst den Umständen Vorrang vor deinen Bedürfnissen? Es könnte interessant sein, diesen Punkt genauer zu beobachten und den eigenen körperlichen Signalen – vor allem den Wunsch nach Bewegung oder Entspannung – wieder mehr Raum zu geben.

Bewegungsabläufe, die schaden können

Ausdauernde Übungen und Bewegungen, die einen leichten Massageeffekt im Kompressionsstrumpf bewirken, sind besonders positiv für uns. Schwieriger sind alle Bewegungsarten, bei denen die Beine oder die Hüfte stark abgeknickt sind (z. B. Radfahren, Rudern) oder bei denen der Fokus auf Beinkraft oder schnell stoppenden Abläufen liegt (z. B. Tennis, Squash, Step-Aerobic). Statische Muskelübungen, bei denen zum Beispiel Gewichte für längere Zeit gehalten werden, sind für uns ungünstiger als dynamische, bei denen Wiederholungen stattfinden. Alles, was überfordert und zu starken Schmerzen führt, ist tendenziell schädlich.

Sportarten, die leicht zu Verletzungen oder Hämatomen führen können, sind ebenfalls nicht optimal. Volleyball etwa geht für viele von uns gar nicht. Ich habe auch mal Polesport (früher Poledance) getestet und kann dir sagen: Das ist etwas für Menschen mit sehr gutem

Bindegewebe und stabilen Gefäßen. Ich war so von großen blauen Flecken übersät, dass meine Physiotherapeutin besorgt fragte, ob es in meiner Beziehung manchmal Streit gäbe.

Täglich bewegen, gering belasten

Man muss keine Leistungssportlerin sein, wenn man ein Lipödem hat. Sollte man auch nicht. Noch nicht einmal richtig anstrengend müssen und dürfen die Bewegungen sein. Und wer bei null anfängt, setzt sich zu Beginn kleine Ziele. Wir können uns nicht an den Leistungen anderer messen, nur an unseren eigenen. Wichtig ist, sich leicht und regelmäßig zu bewegen. 6 Tage untätig zu sein und dann ein 4-stündiges Workout zu absolvieren, funktioniert nicht. Dann lieber an jedem Vor- und Nachmittag jeweils 15 Minuten körperlich aktiv sein, oder einmal am Tag eine halbe Stunde lang. Das wären dann auf die Woche umgerechnet immerhin 210 Minuten moderater Bewegung und damit sogar 60 Minuten mehr als die offiziell von der Weltgesundheitsorganisation (WHO) für Bewegung und Bewegungsförderung empfohlenen 150 Minuten für Erwachsene pro Woche. Nur kürzer als 10 Minuten sollten die einzelnen Bewegungseinheiten nicht sein.

5. Kälte oder Wärme?

Auch Kälte und Wärme empfindet jede von uns unterschiedlich. Wobei für das Lipödem generell Kälte besser als Wärme ist. Bei Wärme dehnen sich die Gefäße und geben vergleichsweise mehr Wasser ins Gewebe ab. Deshalb ist es auch unglaublich wichtig, gerade im Sommer, wenn es besonders unangenehm ist, Kompressionsstrümpfe zu tragen. Und am Ende des Tages die Beine hochzulegen.

Extreme Kälte und Hitze als Anwendungsformen sind nur unter ärztlicher Aufsicht zu empfehlen. Saunabesuche oder ein heißes Vollbad sind beispielsweise generell eher kontraproduktiv. Ich bemerke bei mir, dass meine Beine in der Sauna sehr heiß und rotfleckig werden und dass sie anschließend sehr geschwollen sind. Danach schmerzen sie stark. Gäbe es eine Sauna, in der es möglich wäre, durchgehend die Beine hochzulegen, wäre dies unter Umständen anders. Durch die sehr geweiteten Gefäße spüre ich schnell, wie Blut und Wasser in die untere Körperhälfte sacken und mir auch sehr schwindelig wird. Da hilft dann leider auch der anschließende Sprung ins Eisbad nicht genügend.

Einige Kliniken für Lymphtherapie setzen Kälte- und Wärmekammern als Therapieformen ein. Unter ärztlicher Aufsicht kann man natürlich gut ausprobieren, was dem eigenen Körper guttut. Für zu Hause und bei akuten Schmerzen oder Schlafstörungen, die mit dem Lipödem zusammenhängen, kann es auch schon hilfreich sein, die Beine mit kühlen Lappen abzureiben oder vor dem Schlafen mit frischem Wasser abzubrausen.

Spezialtipps für den Arbeitsalltag

Einige Lipödem-Patientinnen arbeiten in Arbeitsumfeldern, wo sie großer Hitze ausgesetzt sind. In überhitzten Büros, Arztpraxen oder Fabriken ist der Arbeitstag im Sommer schwer durchzustehen. Gemeinsam mit Kollegen*innen (oder im Notfall auch mithilfe des Betriebsrats oder der Gewerkschaft) kann auf die in der Arbeitsstättenverordnung geregelte Höchsttemperatur von 26 Grad verwiesen werden. Der Arbeitgeber muss dafür Sorge tragen, dass das Arbeitsumfeld nicht schädigend ist. Eventuell können auch ein Ventilator unter dem Schreibtisch, tiefgekühlte Gelpackungen zwischen Hose und Kompression oder ein Umzug in ein anderes Stockwerk helfen.

Manche Lipödem-Patientinnen schwören auch auf **bewährte Spezialtipps für einen frischen und leichteren Alltag:** Beispielsweise eine Kühlmatte aus dem Haustierhandel unter die Beine legen, Eisgel aus dem Kühlschrank nutzen oder den Pyjama ins Eisfach geben. Weitere Tipps sind ein kaltes Fußbad mit Kompression, eisgekühlte Wärmflaschen und Einreibungen mit mentholhaltigem Gel – der Kreativität sind keine Grenzen gesetzt.

Finger weg von der Kryolipolyse

Ein Verfahren, das immer wieder zum Abbau von Körperfett angeboten wird, ist die Kryolipolyse. Dabei wird eine kleine Körperpartie durch ein Vakuum angezogen und gekühlt. Das stichprobenartige Urteil der Lipödem-Patientinnen, das ich online gefunden habe, ist überwältigend: Fast ausschließlich wird diese Behandlungsform als *nicht* hilfreich oder sogar schädlich beschrieben. Patientinnen berichten entweder von ausbleibenden Erfolgen beim Lipödem oder von einer deutlichen Verschlechterung des Hautbilds mit stärkerer Dellenbildung und Hautschlaffheit. Die Community scheint sich einig zu sein: Nach dem aktuellen Stand kann man wohl nur an Körperstellen ohne Lipödem mit kleinen Fettpolstern Erfolge durch eine Kryolipolyse feststellen, nicht aber an Körperstellen, die vom Lipödem betroffen sind.

6. Sorgsame Körperpflege

Bevor Patientinnen Kompressionsversorgung haben, begegnen sie häufig dem Problem, dass die Innenseiten der Oberschenkel aneinanderreiben. Ich erinnere mich noch gut an sommerliche Aktivitäten, bei denen meine Beine nicht nur anschwollen, sondern auch so stark aneinanderrieben, dass sie sich schmerzhaft wund scheuerten. Medizinisch nennt sich die daraus resultierende starke Reizung der Haut Intertrigo. Gute Hausmittel dagegen sind Cremes und Vaseline, sogar Gleitgel und Babypuder können helfen.

Wer unter der Kompression wunde Stellen hat (z. B. unter einer Bauchfalte), kann Kompressen oder kleine Tüchlein zwischen Haut und Kompression legen. Bei mir war es so, dass ich vor der Therapie mit Kompression außerdem so starken Juckreiz der gesamten Beine hatte, dass man bei mir eine schwere Neurodermitis vermutete. Seit ich denken konnte, kratzte ich meine Beine nachts blutig. Ich versuchte die Luftfeuchtigkeit im Raum zu erhöhen, Kortisonsalben und nur atmungsaktive Kleidung an meine Haut zu lassen. Doch all das nützte nichts. Glücklicherweise ist das Jucken völlig verschwunden, seit ich Kompressionsstrumpfhosen trage.

Doch für einige beginnen die Hautprobleme erst mit der Kompression: Durch die ständige Verpackung ist die Haut von uns Lipödem-Patientinnen anderen Belastungen ausgesetzt, die bei einigen zum Beispiel zu allgemeiner Hauttrockenheit führen können. Hautpflegeprodukte können dabei meist erst am Abend, nach dem Ausziehen der Kompression, aufgetragen werden. Vor dem Anziehen würde die Pflege zu stark in den Strumpf einziehen oder sogar das Anziehen erschweren. Mein Tipp: Am Abend, auch zur Unterstützung der Selbstlymphdrainage, finde ich Bodylotionen mit Urea oder parfumfreie Öle hilfreich. Meine Haut verträgt tatsächlich einfache Pflanzenöle (z. B. Sonnenblumen-, Raps- oder Olivenöl) sehr gut. Bis zum nächsten Morgen sind sie vollständig eingezogen und behindern das Anziehen nicht. Hin und wieder mache ich auch ein Peeling, das aus Öl und Salz oder aus Kaffeesatz besteht. Die Haut fühlt sich danach sehr angenehm an.

Alles Gute für die Füße

Eine explizite Problemzone bei der Kompressionsversorgung stellen die Füße dar. Hier ist es sehr wichtig, insbesondere nach dem Duschen gründlich zwischen den Zehen zu trocknen, um Fußpilz vorzubeugen. Im restlichen Fußbereich kommt es auch häufig zu Hautablösungen und starkem Juckreiz. Es kann hilfreich sein, im Hinterkopf zu behalten, dass durch die dauerhafte Reibung des Fußes am Kompressionsstoff und eine fortbestehende Feuchte unter dem Fuß auch teilweise Reibungsbläschen entstehen können, die jucken und kleine Wunden hinterlassen können. Diese Wunden sollten unbedingt in Ruhe gelassen und nicht durch Kratzen vergrößert werden. Eine einfache Wundheilsalbe kann schon etwas Linderung verschaffen. Werden die Wunden größer, ist ihnen nur schwer beizukommen. Denn eine ausgiebige Versorgung mit Creme am Tag oder auch ein Belüften der Wunden ist durch die Notwendigkeit der Kompression oft nicht genügend möglich.

Auch die Zehennägel können zur Problemzone werden, wenn sie durch die vorne geschlossene Fußspitze der Strümpfe zu stark eingeengt werden. Sie können dann einwachsen oder sich stellenweise lösen. Mir hilft es, die Fußnägel immer sehr kurz zu halten und beim Anziehen der Strümpfe die Fußspitze etwas nach vorne zu ziehen. Im Sanitätshaus wird aber auch am Vorderfuß großzügig gemessen, sodass genügen Spielraum vorhanden sein sollte. Und es gibt auch Strumpfvarianten ohne Fußspitze bzw. komplett ohne Fußteil.

Verletzungen vermeiden

Zur Hautgesundheit gehört es auch, Verletzungen zu vermeiden. Dabei sind beim Lipödem auch schon kleinste Verletzungen relevant. Hautrisse aufgrund von Trockenheit etwa, Schürfwunden und blaue Flecke. Solche Wehwehchen haben Auswirkungen auf das Lipödem – und werden auch teilweise von ihm bewirkt. Da unsere Blut- und Lymphgefäße leicht beschädigt werden können, neigen wir stark zu blauen Flecken. Viele Lipödem-Patientinnen haben bereits blaue Knie, wenn sie sich für kurze Zeit zum Putzen oder zum Spielen auf den Boden knien: Die Kapillare brechen, Blut tritt ins Gewebe aus und ein zusätzliches Ödem(chen) entsteht, mit dem das Lymphsystem ebenfalls beschäftigt ist.

Bei Kratzern, Hautrissen und Schürfwunden können nicht zuletzt kleine Entzündungen entstehen, die dem Lipödem und dem Lymphsystem ebenfalls zu schaffen machen. Im Verlauf der Wundheilung kommt es auch zu einer verstärkten Durchblutung und Erhöhung der Hauttemperatur, wodurch wiederum mehr Flüssigkeit ins

Gewebe tritt. Diese Schwellung nennt man daher auch das Wundödem. Bei größeren Wunden entstehen schließlich Narben, deren Gewebe weniger elastisch ist und weniger Kapillare beinhaltet. Man muss den Teufel nicht an die Wand malen und braucht sich auch nicht in Watte packen. Trotzdem ist es wichtig, dass wir Lipödem-Patientinnen gut auf unsere Haut aufpassen.

Im Schritt

Mangelnde Luftzirkulation kann auch an einer anderen Körperstelle problematisch werden: Manche Patientinnen finden die Gesunderhaltung des Genitalbereichs schwierig. Dieser Bereich ist durch die Kompression deutlich luftdichter verpackt als bei Menschen, die kein Lipödem haben. Daher ist es besonders wichtig, die grundsätzlichen Regeln der Vaginalhygiene einzuhalten. Das heißt, zu vermeiden, dass Bakterien aus dem Analbereich in Scheidennähe gelangen. Außerdem sollte man sich einmal täglich mit warmem Wasser und ohne Seifen oder Duschgele im Intimbereich reinigen. Die Strumpfhosen sollten täglich gewaschen werden. Vermeide Spülungen im Intimbereich und Intimdeodorants, verwende parfumfreie Binden oder Tampons, die regelmäßig gewechselt werden oder – ganz ohne Watte und Plastikfolien – hygienische Menstruationstassen während der Periode.

Wie insgesamt beim Lipödem gilt insbesondere mit Blick auf die Haut- und Intimpflege, eine Achtsamkeit und Aufmerksamkeit für den eigenen Körper zu entwickeln, um eventuelle Infektionen frühzeitig zu bemerken und gegebenenfalls mit dem*der Gynäkologen*in zu besprechen. Auch wenn es beim Wasserlassen brennen sollte, ist ein Gespräch mit den Ärzten*innen angebracht. Zudem kann nach Antibiotikabehandlungen, die die Vaginalflora aus dem Gleichgewicht bringen können, eventuell eine probiotische

Unterstützung für die Regeneration der empfindlichen Schleimhäute hilfreich sein.

Sonderkompression bei Hautproblemen

Für besonders schwierige oder wiederkehrende Haut- und Intimproblematiken haben die Hersteller von Kompressionsversorgung Lösungsansätze erdacht. Es gibt hier beispielsweise Kompressionsstrümpfe ohne Fußspitze und auch verschieden dichte Materialvarianten im Schrittbereich. Ich persönlich finde die Strümpfe ohne Fußspitze nicht ideal, da im Schuh dann ein zusätzlicher Strumpf über dem Kompressionsstrumpf benötigt wird. Und auch, da es schwieriger ist, bei fehlender Spitze einen optimalen Halt auszumessen, damit der Fußteil weder einschnürt noch verrutscht. Nach nur einem Versuch, Kompressionsstrümpfe ohne Fußspitze zu tragen, bin ich wieder zu Strümpfen mit voller Fußversorgung mit großzügig gemessenem Zehenbereich gewechselt.

Für die Region zwischen den Oberschenkeln gibt es die Möglichkeit, sich Strumpfhosen mit perforiertem Schrittteil oder ohne Schritt anfertigen zu lassen. Oder auch auf Strümpfe mit Strumpfband zu wechseln. Strümpfe mit Strumpfband und ohne Leibteil kann ich aus anfänglich genannten Gründen nicht empfehlen. Sie bewirkten bei mir eine Verformung des Körpers und fortbestehende, große Ödeme am oberen Oberschenkel und am Po. Perforierte Schrittteile halte ich für praktikabel (wenn auch nicht viel luftdurchlässiger als die durchgängig geschlossene Variante). Von Varianten mit offenem Schritt haben mir die Verkäufer*innen im Sanitätshaus mit Nachdruck abgeraten, da Patientinnen oft über ungenauen Sitz und einschneidende Nähte berichteten. Im schlimmsten Fall könne sogar ein Genitalödem entstehen. Es sei unter Umständen besser, die perforierte Variante zu wählen und anschließend selbst einen Teil mit einer Schere herauszutrennen. Das klang mir dann allerdings doch ein bisschen zu kreativ.

Im Allgemeinen würde ich zum Selbsteinsatz von Scheren nur bei Kompressionsartikeln empfehlen, die bereits über ihre Wirkungszeit hinaus und nicht mehr gänzlich brauchbar sind. Bei einem alten, hellblauen Paar habe ich einmal nach einigen Monaten die Strumpfhosen am Knöchel abgeschnitten, um freie Füße zu haben. Für ein paar Stunden konnte ich diese neue Variante tragen, aber nach einiger Zeit bekam ich Stauungsgefühle in den Unterschenkeln. Insgesamt würde ich also davon abraten, die Strümpfe zu manipulieren.

Patientinnen, die sehr große Hautprobleme haben, können sich auch dahingehend beraten lassen, ob eine **Kompressionsversorgung mit eingenähten Silberfäden** für sie vorteilhaft sein kann. Diese haben nämlich eine antibakterielle Wirkung, reduzieren Gerüche und wirken infektionshemmend. Sie werden zum Beispiel bei chronischen Wunden oder Neurodermitis empfohlen.

Auch Waschgewohnheiten für Kompressionsstrumpfhosen können zum Auslöser für Hautprobleme werden. Man sollte ein Waschmittel finden, das für die eigene Haut gut verträglich ist und dennoch alle Voraussetzungen für die Strumpfwäsche erfüllt. Zu seltenes Waschen der Versorgung wirkt sich auf die Haut ebenso ungünstig aus wie das Waschen mit zu viel Waschmittel bzw. die daraus resultierenden Waschmittelreste im Stoff.

Tägliches Waschen mit einer kleinen Menge mildem Waschmittels ohne Weichspüler und sehr gründliches Auswaschen sind deshalb wichtige Maßnahmen für die Hautgesundheit.

Hände, die „funktionieren"

Viele Lipödem-Patientinnen nutzen genoppte Handschuhe aus dem Sanitätshaus, um ihre Strumpfhosen anzuziehen. Diese schützen die Strumpfhose und die Hände, und sie ermöglichen ein gleichmäßiges, zielgerichtetes Hochziehen und Nachjustieren. Schließlich muss die Naht genau in der Mitte der Beinrückseite sitzen und muss auch am Knie gelegentlich korrigiert werden.

Blöderweise hatte ich mit den Handschuhen immer das Gefühl, nicht genug Feinfühligkeit beim Anziehen der Kompression zu haben. Ich brauchte das Gefühl in meinen Fingerspitzen zum Hochziehen und Nahtjustieren. Durch das unzählige Hochziehen der Strumpfhosen über mein Bein rieb ich allerdings immer mehr Haut über dem obersten Fingergelenk ab. Irgendwann bluteten diese Stellen auch. Cremen oder Schonen war nicht möglich, da das Hochziehen mehrmals täglich gleich wieder jede Einreibung zunichtemachte. Nur nachts konnte ich etwas Schrundensalbe auftragen. Wenn es blutete, trug ich Pflaster.

Inzwischen haben diese Hautstellen Schwielen, also Verhärtungen der Hornhaut. Zuerst machte mir das Sorgen, weil sich auch Farbpartikel aus den Strumpfhosen darin abgelagert hatten und die Stellen hart, schwarz oder blau aussahen. Heute sind die Farbablagerungen weg. Die Stellen sind glatt und glänzend, leicht verdickt und dienen als gute Anziehhilfe für die Strumpfhosen. Einen Schönheitspreis für Handästhetik gewinne ich jetzt nicht mehr. Aber ich bin froh, dass die Stellen nicht mehr bluten und funktionieren.

Lindsay Davey, Physiotherapeutin und Autorin

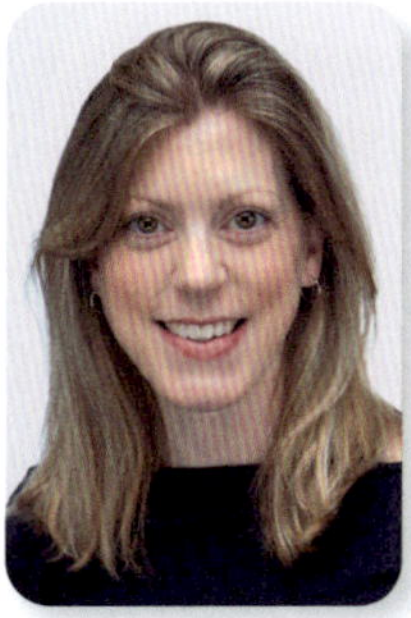

Ich bin Leiterin der Toronto Physiotherapy Praxis und Physiotherapeutin mit Weiterbildungen im Bereich Entstauungstherapie bei Lymphödem und Lipödem.

Personen mit Lipödem werden oft falsch diagnostiziert. Das Lipödem wird häufig mit Übergewicht oder Lymphödem verwechselt. Aber Lipödem ist eine eigene Erkrankung, und sie ist nicht trivial. Sie ist chronisch und fortschreitend und hat viele Nachwirkungen auf die gesamte Gesundheit. Ein Lipödem verlangt nach stetigem Symptommanagement, um Unbehagen zu lindern und um dem Fortschreiten der Erkrankung entgegenzuwirken und vorzubeugen.

*Meine Erfahrung in der Behandlung von Lipödem-Patientinnen begann nach meinem ersten Universitätsabschluss und der Untersuchung der Effekte von Strahlentherapie auf Zellebene. Meine Praxis spezialisierte sich anschließend vollständig auf Körperschwellungen, vor allem primäre und sekundäre Lymphödeme, dann auch Lipo-Lymphödeme und Lipödeme. Unsere Lipödem-Patientinnen suchen oft unsere Beratung, um die Diagnose zu bestätigen, vor allem, wenn ihre Ärzt*innen sie abgewiesen haben oder sich bei der Diagnose unsicher waren.*

Um Patientinnen mit Lipödem zu helfen, muss das medizinische Fachpersonal sicher darin sein, die typischen Zeichen des Lipödems zu erkennen und es klar von Lymphödem, Lipo-Lymphödem, Herz-Kreislauf-Ödemen und Venenödemen, Übergewicht und anderen Erkrankungen unterscheiden zu können. Unsere Behandlungen sind dann am effektivsten, wenn das Gewebe geschwollen und Wasser eingelagert ist. Dann helfen Lymphdrainage und Kompression. Wir klären auch darüber auf, welche Rolle Massagen, Kompression, Bewegung und Gewichtsreduktion bei der Stabilisierung haben können. Das ist für die Stärkung der Patientinnen und ihr Selbstmanagement unerlässlich.

7. Stressfrei mehr Energie

Dauerhafter Stress zieht den gesamten Körper in Mitleidenschaft. Wir wissen schon lange, dass Stress mit Herz- und Gefäßerkrankungen in Zusammenhang steht; dass Herzinfarkte mit Stress zusammenhängen, ist quasi überall bekannt. Bei Lipödem sieht das so aus: Auch unsere Gefäße werden durch Stress zusätzlich beeinträchtigt: Sie verhärten, werden brüchig, die Kapillaren – die feinsten aller Blutgefäße – werden schwächer. Dadurch tritt mehr Wasser aus dem Blutkreislauf und weniger Wasser wird vom Lymphkreislauf aufgesogen.

Bei uns Lipödem-Patientinnen ist übrigens auch die Aorta, also die Hauptschlagader, im Durchschnitt deutlich verhärtet. Stress, Angst und Ärger geben im Körper das Signal zur erhöhten Produktion verschiedener Entzündungsbotenstoffe. Seit einigen Jahren versuche ich deshalb, mit Meditation und Atemübungen meinen Stress zu verringern. Auch Neinsagen, etwa zu überlastenden Aufgaben und Verpflichtungen, steht auf dem Programm. Ich hatte in diesem Bereich zunächst massive Schwierigkeiten, die Änderungen nachhaltig umzusetzen. „Ich kann keinen Stress reduzieren", dachte ich. „Alle meine Aufgaben sind zu wichtig."

Irgendwann einmal las ich einen Spruch: „Jeder Mensch sollte täglich eine halbe Stunde meditieren. Wer dafür keine Zeit hat – eine ganze Stunde." Erst mal musste ich lachen und fand das sehr hypothetisch. Dann ist von diesem Spruch doch etwas hängengeblieben. Und vielleicht ist bei den folgenden Tipps zum Thema Stressreduktion auch für dich etwas Wertvolles dabei. Mir ist jedenfalls klar geworden: Entspannung ist nicht „nice to have" (falls noch Zeit ist), sondern wirklich essenziell für die Gesundheit.

Bewusst atmen

Es klingt so einfach – wir atmen ja ohnehin ungefähr 23000 Mal am Tag ein und aus. Da kann man auch mal drauf achten, wie man es tut. Wer schon einmal getestet hat, wie man sich fühlt, wenn man mal einige Sekunden lang ganz schnelle, tiefe Atemzüge durch den Mund macht – das kann an dieser Stelle gerne ausprobiert werden –, und wie anders man sich fühlt, wenn man tief und ruhig durch die Nase einatmet, bis sich die Bauchdecke hebt, und dann ganz lange ausatmet, der weiß: Der Atem hat einen unglaublichen Einfluss auf das körperliche Wohlbefinden.

Wer ruhig atmet, kann gar nicht so viele Stresshormone ausschütten wie jemand, der flach und schnell atmet. Es ist quasi unmöglich. Für uns Frauen mit Lipödem hat das Atmen noch einen weiteren Sinn. Es geht in unserem Körper darum, Durchlässigkeit zu erreichen, damit die Lymphe fließen kann. Damit wir loslassen können, was uns belastet. Wenn wir tief atmen, dann machen wir den Weg frei für diese Durchlässigkeit. Zumindest am Oberkörper sind wir dann weniger angespannt und gestaut. Wenn man die Umkehrprobe macht, merkt man es ganz deutlich: Halte die Luft an. Fühlt es sich nicht so an, als ob nun im Körper quasi alles stillsteht?

Achtsamkeit: Im Hier und Jetzt

Bei Achtsamkeit geht es darum, ganz im aktuellen Moment zu sein und wahrzunehmen, was um uns herum und in uns geschieht. Gleichzeitig ist es das Ziel, diese Beobachtungen nicht zu bewerten. Wie oft denken wir schon beim Duschen an den nächsten Termin, die nächste mögliche Schwierigkeit, die im Leben auftauchen könnte. Gelingt es uns stattdessen aber auch, uns nur und ausschließlich auf das Wasser zu konzentrieren? Die Temperatur, das Geräusch, das Gefühl auf der Haut? Und wenn doch andere Gedanken kommen, können wir sie nicht einfach vorbeiziehen lassen? „Aha, ich denke gerade an den Termin später. Das ist ja interessant. Nun, zurück zum Wasserrauschen."

Achtsamkeitsmeditationen mit beruhigenden Sätzen wie zum Beispiel „Es gibt nichts zu tun und nichts zu erreichen" helfen mir persönlich sehr beim Loslassen. Ebenso die Bücher und Audiomeditationen von Eckhart Tolle, die einen immer wieder ins Jetzt zurückholen, wenn man gerade das Gefühl hat, Tausende Verpflichtungen und Gedanken gewinnen die Oberhand über das Leben. Eckhart Tolle sagt, fast alle unsere Probleme liegen in Zeitzonen, die es nicht gibt. **Die Vergangenheit ist bereits um, die Zukunft können wir gar nicht voraussagen.** Häufig sind wir darauf konditioniert, die schlimmsten Zukunftsvisionen zu erdenken und uns ausgiebig und hoch angestrengt mit einem möglichen Unheil auseinanderzusetzen. Im Jetzt allerdings ist meistens alles weniger furchteinflößend. Also sollten wir uns dort häufiger gedanklich aufhalten.

Energiequelle Reiki

Eine gute Energiequelle ist auch Reiki, die aus Japan stammende Lehre, bei der der Praktizierende den zu Behandelnden mit den Händen berührt oder die Hände über dem Körper des anderen (mit etwas Abstand) bewegt. Meine erste Erfahrung mit Reiki hatte ich 2008, kurz nach Ende meines Studiums. Ich hatte damals keine Erwartungen an diese Behandlung. Mir war lediglich klar, dass ich schon seit Langem nicht mehr entspannen und loslassen konnte. Es war eine Freundin, die mir empfahl, doch einmal Reiki auszuprobieren. Was habe ich zu verlieren, dachte ich und stellte mich auf eine halbe Stunde Ruhe ein, nicht mehr und nicht weniger. Was ich dann erlebte, war ein körperlich und seelisch sehr aufwühlendes Gefühl, das ich nie erwartet hätte und das sich zwischen mysteriös, heilend und wahnsinnig aufregend anfühlte.

Die Philosophie von Reiki ist: Universelle und universale Lebensenergie wird weitergegeben und soll Krankheiten heilen. Es gibt zu diesem Konzept verschiedene wissenschaftliche Studien, die belegen, dass die Wirkung von Reiki nicht über den Placeboeffekt hinausgeht; ein Schauspieler erzielt die gleiche Wirkung beim zu Behandelnden wie ein Reiki-Meister. Und doch halte ich diese Berührungsform für sehr empfehlenswert. Sie ist für die meisten Menschen nicht so intim, dass sie Angst auslösen würde. Aber auch nicht flüchtig und funktional wie die meisten Massagen. Die Berührungen sind meist langsam und werden lange ausgehalten, sind mit beruhigenden Wortklängen und langem Ausatmen verbunden. Und wer panische Angst vor Berührung hat, kann auch die Nicht-Berührungsvariante wählen.

Probieren geht hier über Studieren. Das Auflegen von Händen kann dazu beitragen, dass wir unseren Körper (wieder) spüren und wahrnehmen. Uns werden während der Behandlung Signale von Geborgenheit und Schutz gegeben. Die Verbindung zu der Person, die uns diese Berührungen oder Gesten zukommen lässt, ist körpersprachlich positiv und knüpft an die tiefen menschlichen Bedürfnisse nach Zuwendung an. Wenn wir diesen Signalen gegenüber positiv eingestellt sind und sie wahrnehmen, erscheint es mir logisch, dass sie ähnlich wie beim Ausüben einer Lieblingstätigkeit einen positiven Effekt auf unsere Biochemie, unser Schmerzempfinden und unsere Gesundheit haben.

Ich habe lange versucht, herauszufinden, warum Reiki (bei mir und vielen anderen) so wirkt, wie es wirkt. Antworten habe ich in einer Untersuchung der Wirkung von Berührung auf Menschen gefunden. Mit Gehirnscans konnte man zeigen: Wenn Frauen, die unter Schmerzen litten, die Hand eines geliebten Menschen berührten, sank die Gehirnaktivität in den Bereichen, die bei Angst, Gefahr und Bedrohung Alarm schlagen. Trotz der Schmerzimpulse, die im Versuch gesetzt wurden, waren die Frauen ruhiger und weniger gestresst. Sogar wenn Fremde die Frauen an der Hand berührten, war ein gleicher Effekt zu bemerken, wenn auch geringer.

In traditionellen Heilverfahren spielt Berührung schon lange eine Rolle, mehr und mehr wird die Rolle von Berührung auch in der Schulmedizin untersucht: Bei Asthma und Bluthochdruck, Migräne und Diabeteserkrankungen hat man bereits positive Effekte gefunden. Viele Studien fanden bislang Hinweise darauf, dass erwünschte Berührung Stress reduziert, das Immunsystem stärken und die Wundheilung beschleunigen kann. Schmerzen können reduziert und sogar Krankheitsverläufe verlangsamt oder aufgehalten werden. Für Lipödem gibt es kaum Untersuchungserkenntnisse, doch beispielsweise bei Fibromyalgie (dt. Faser-Muskel-Schmerz) hat man so vielversprechende Ergebnisse gefunden, dass Berührungstherapie ausdrücklich empfohlen wird.

Entspannung, die keine ist

Ich erinnere mich an Zeiten in meinem Leben, in denen die Ermüdung, der Zeitmangel, die Energielosigkeit, Überforderung und der Schmerz mich von allem abhielten, was mir guttat. Stattdessen hielt ich an dem fest, was mir gesundheitlich nicht guttat. Manchmal erlebe ich solche Phasen auch noch heute. Vermeintliche Entspannungsmethoden, die auch von vielen anderen praktiziert werden, die aber inaktiv und bewegungslos sind, sind zum Beispiel das Fernsehen, Internetsurfen oder Computerspiele. All das mag auf den ersten Blick entspannend erscheinen, langfristig lassen diese Beschäftigungen aber wahrscheinlich den Stresslevel eher steigen. Echte Entspannung, so sagt auch die Lipödem-Expertin Kathleen Lisson, steht mit *Aktivität* in Verbindung.

Passive Entspannungsversuche zeitlich stark einzuschränken, ist daher vielversprechend: Stattdessen können dann echte Entspannungsübungen wie die beschriebene Meditation eine größere Rolle einnehmen. Oder die Zeit mit Freunden zu verbringen, gemeinsames Lachen, ein Dankbarkeitstagebuch zu führen und vieles andere mehr. Hilfreiche Entspannung dieser Art kann deine Gesundheit stabilisieren.

Belastung & Lipödem

In vielen Publikationen gibt es Hinweise darauf, dass das Lipödem nicht nur in einer Phase der hormonellen Umstellung, sondern auch aufgrund großer psychischer Belastung entstehen kann. So werden beispielsweise der Verlust eines Partners oder ein Todesfall im nahen Umfeld als Ereignisse benannt, die das Lipödem auslösen oder verstärken können. In solchen Belastungsphasen würde das Lipödem erst zum Lipödem, da sie nämlich den Schmerz entstehen lassen. Vorher, so die Fachleute, entstehe in den Phasen der hormonellen Umstellung „nur“ das Fett, nicht aber der Schmerz.

Der Arzt Dr. med. Tobias Bertsch und die Dipl.-Psychologin Gabriele Erbacher von der Földiklinik in Hinterzarten halten eine kausale

Beziehung von psychischer Empfindlichkeit und der Erkrankung sowie deren Fortschreiten für wahrscheinlich und untersuchenswert. Es spreche derzeit vieles dafür, „dass psychische Faktoren bei der Entstehung eines Lipödems eine wichtige Rolle spielen können“.

Viele praktizierende Psychotherapeuten sehen andersherum in den Belastungen durch die Erkrankung, in dem daraus resultierenden Stress oder in der Tatsache, nicht verstanden zu werden, durchaus Gründe für das Auslösen und Verstärken von psychischen Erkrankungen durch das Lipödem. Wie auch durch den oft jahrelangen Kampf mit der Krankenkasse, einen geringen Selbstwert, durch falsche Diagnosen oder die große Angst vor Verschlimmerung.

8. Die Wut loslassen

Je tiefer man bei der Recherche in alternative Behandlungsformen hineintaucht und auch bei großen Lipödem-Konferenzen im englischsprachigen Raum Augen und Ohren offen hält, desto stärker begegnet man beispielsweise auch dem Thema des Loslassens. Je mehr ich mich mit der Verbindung von Körper und Psyche beschäftige, desto wahrscheinlicher finde ich es, dass ein psychisches Loslassen tatsächlich eine körperliche Erleichterung bewirken kann – andersherum funktioniert das ja auch.

Auf der simpelsten Ebene ist es durchaus einleuchtend: Wenn ich mich psychisch entspanne, dann atme, sitze und bewege ich mich automatisch anders, als wenn ich etwas emotional krampfhaft festhalte, mich also daraufhin auch körperlich verspanne und auch den Lymphfluss und viele andere Körpervorgänge blockiere. Der Weg zum körperlichen Loslassen von Wasser und Fett kann also über die Psyche führen.

Aber wie lasse ich los? Loslassen geht über einfache Stressreduktion im Alltag weit hinaus. Zunächst muss ich herausfinden, was ich persönlich festhalte. Welches Gefühl ich vielleicht schon seit Jahren in mir speichere und nicht herauslassen möchte. Ein guter Ansatzpunkt für mich war es, mir anzuschauen, welche Gefühle ich besonders weit weg von mir weisen wollte: „Wut? – Kenne ich gar nicht." „Neid? – Niemals!" Gerade an diesen Stellen lohnt es sich, hinzuschauen. „Trauer? – Nein, das Leben geht weiter." „Verlangen? – Habe ich nicht. Wir können gerne immer das machen, was du willst." In einer Selbsthilfegruppe haben mir die anderen Teilnehmer auch die Rückmeldung gegeben, dass ich ständig meine Hände zu Fäusten balle. „Auf was bist du wütend? Warum hältst du dich ständig bereit, zurückzuschlagen?" Ich musste einiges lernen, bevor ich meine Wut spüren konnte, um sie dann (immer wieder) loszulassen.

Gründlich & effektiv: Releasing

Es gibt viele Techniken zum Loslassen: Etwas aufzuschreiben, es zu Papier bringen, das Papier zu zerreißen, zu verbrennen oder mit einem Stein zu versenken, ist eine davon. Etwas herauszuschreien oder an einen Boxsack abzugeben, ist eine andere Möglichkeit. Wie auch, das, was du loslassen möchtest, mit einem anderen Menschen zu teilen oder an einem Ort im Wald abzulegen oder rituell zu begraben. Du kannst auch bei jedem Atemzug oder jeder Schwimmbewegung etwas abgeben. Nicht alle Pakete, die wir mit uns tragen, werden dabei sofort verschwinden. Einige benötigen vielleicht 5 solcher Rituale, andere 10, wieder andere scheinen unzerstörbar zu sein oder immer wiederzukommen. Einen Versuch ist es aber immer wert. Wir können Ballast abwerfen – auf körperlicher und auf seelischer Ebene.

Etwas gründlich und effektiv loszulassen, wird auch als Releasing bezeichnet. Für mich ist da auch das Schreiben ein gutes Ventil – eine Methode zum Loslassen. Das merke ich auch bei diesem Buch. Mit jedem Baustein, den ich zu Papier bringe, lasse ich etwas los und gewinne eine neue Erkenntnis. Ich gebe etwas ab und nehme viel Positives auf.

Ähnlich erging es mir bei einer Kunsttherapie, die ich während eines Klinikaufenthalts besuchte. Meine Glaubenssätze über mich selbst und Kunst waren sehr festgefahren: „Ich kann nicht malen," „Ich kann nicht zeichnen," „Ich kann nichts formen!" Davon war ich sehr überzeugt. Ich litt nicht sonderlich darunter, aber ich wusste: Kunst ist nicht meins. Das hatte mir auch ein Lehrer in der 5. Klasse unmissverständlich beigebracht. Doch zu meiner Überraschung beeindruckte mich die Kunsttherapie nachhaltig.

Die Therapeutin gab uns ein Thema wie Abschied, Trauer, Wut oder Ruhe oder ließ uns ganz selbst spüren, welches Thema wir gerade bearbeiten wollten. Dann ließ sie uns mit Farben, Papierbögen, Ton und anderen Materialien die freie Wahl. Viele von uns spürten sofort die Ablehnung: „Mir fällt nichts ein!", „Was soll ich denn malen?" Aber nach ein paar Minuten kam mir meistens irgendetwas in den Sinn. Manchmal war es nur eine Farbe, von der ich wissen wollte, wie sie wohl auf dem Papier aussieht. Oder eine Aquarellkreide, die nach dem Auftragen benässt werden konnte und schöne Effekte erzielte. Sage und schreibe 90 Minuten lang versank ich dann in mein Bild, meine Gefühle und Erinnerungen, die ich beobachtete und später mit der Gruppe teilte. Die Erfahrung, etwas Belastendes aus meiner Gefühlswelt heraus in etwas Optisches, Anschaubares umgewandelt zu haben, war für mich enorm ergreifend.

Du musst es dir so vorstellen: Ich konnte mir meine Sorge buchstäblich auf dem Papier vor mir ansehen. Ich konnte sie drehen und wenden, im wahren Wortsinn begreifen. Ich konnte sie weglegen, wieder hervorholen, in den Farben und Formen etwas sehen, das mir vorher unbewusst war. Oder ich konnte beim Malen bemerken, dass es in vielerlei Hinsicht auch meine Entscheidung war, wie viel Raum ich etwas geben wollte oder wie viel Dunkelheit ich in mein Bild, mein Leben, meine Gedanken lassen wollte. Am Ende ließ ich meine Bilder in der Klinik zurück.

9. Methoden der Psychotherapie

Psychotherapien scheinen nicht auf Anhieb in unmittelbarem Zusammenhang mit der *Linderung* des Lipödems zu stehen. Doch für viele Patientinnen ist der Leidensdruck sehr hoch und das psychische Leid wirkt sich auf die körperliche Verfassung aus.

Vorurteile & Ablehnung

In einer Welt, in der mediale Bilder eine große Rolle spielen, die häufig suggerieren, nur mit einem perfekten Körper und langen, glatten, gesunden Beinen sei man ein beliebter Partygast, attraktive*r Lebenspartner*in oder überhaupt liebenswert, erleben Frauen mit Lipödem häufig Fremd- und Selbstablehnung. Füllige Oberschenkel und Beine werden von unserem Umfeld oft mit selbst verschuldeter Inaktivität und sogar begrenzter Intelligenz assoziiert. Gleichzeitig wird die Erkrankung oft heruntergespielt: „Na ja, du hast eben dicke Oberschenkel, na und?“

Frauen mit Lipödem spüren häufig, dass sie mit Vorbehalten wahrgenommen werden. „Will die wirklich so an den Strand?“, „Die würde mir ja nie als Partnerin gefallen.“ Oder: „Die könnte auch mal mehr Sport machen.“ – Schon diese wenigen Sätze zeigen, dass manche Menschen sich das Recht anmaßen, das Aussehen ihrer Mitmenschen zu kritisieren, mitunter auch zu kontrollieren.

Schockierend ist aber: Während in anderen gesellschaftlichen Bereichen die Vorurteile zurückgehen, ist Gewicht der einzige untersuchte Bereich, bei dem sie weiterhin zunehmen. Das führt oft dazu, dass übergewichtige Menschen an den Rand der Gesellschaft gedrängt und stigmatisiert werden. Und: Die Vorurteile und Ablehnungen haben wir so verinnerlicht, dass wir sie gegen uns selbst anwenden.

Tessa Charlesworth, Psychologin an der Harvard Universität, die eine Studie zu Vorbehalten gegenüber höhergewichtigen Menschen betreute, ermöglichte es mir, den dabei verwendeten psychologischen Test auch selbst durchzuführen. Natürlich ging ich davon aus, dass ich keinerlei Vorurteile gegenüber unterschiedlichen Körperformen habe. Ich kreuzte entsprechend an, dass ich etwa schmaleren Menschen gegenüber keine positiveren Gefühle habe. Bei einer Zuordnungsaufgabe stellte ich fest, dass mein Gehirn plötzlich langsamer arbeitete, als es breite Menschen und positive Worte sowie schmale Menschen und negative Worte zusammen einordnen sollte – ein Zeichen für verinnerlichte, automatisierte Vorurteile. Innerlich ging ich sofort in die Abwehrhaltung: „Das kann gar nicht sein!“, „Wahrscheinlich lässt meine Konzentration nach!“

Was ich dir an meinem Beispiel zeigen möchte: So aufgeklärt und aufmerksam viele von uns auch sind: Die gesellschaftliche Denkweise, die Körperfett und Negativität offensichtlich miteinander koppelt, nagt am Selbstbewusstsein. Und das können wir so sehr verinnerlichen, dass wir auch mit uns selbst nur noch in kritischem, vorwurfsvollem Ton sprechen. Sogar ich habe automatisierte Vorurteile, wie der psychologische Test zeigte. Auch wenn ich sie nicht wahrhaben möchte.

Lebensqualität & Lebenszufriedenheit

120 Lipödem-Patientinnen (Teilnehmerinnen aus Foren, die aktiv nach Verbesserung ihrer Situation suchten) nahmen an einer Online-Befragung von Dr. Joanna Dudek teil. Dabei wurden verglichen: die Schwere der Symptome, die Lebensqualität, die Lebenszufriedenheit, die Fähigkeit zu akzeptieren und handlungsfähig zu bleiben, die soziale Verbundenheit zu anderen und weitere psychologische Faktoren. Interessanterweise fanden die Forscher dieser Untersuchung heraus, dass eine hohe *Lebensqualität* vorlag, wenn die Patientinnen über eine hohe Akzeptanz- und Handlungsfähigkeit verfügten und zusätzlich eine starke soziale Verbundenheit zu anderen Menschen hatten. Auch ihre Symptomschwere wurde dabei mitbedacht.

Die *Lebenszufriedenheit* war nicht durch die eigene psychologische Flexibilität (Akzeptanz- und Handlungsfähigkeit) bestimmt, sondern ausschließlich von der sozialen Verbundenheit zu anderen abhängig. Auf die Bedeutung dieser Verbundenheit, die Themen Familie, Partnerschaft und Freundschaften, gehe ich später noch genauer ein.

Für jede einzelne von uns ist es unterschiedlich, welche Aspekte unserer Erkrankung unveränderlich sind und auf welche Symptome wir Einfluss haben. Beim Herausfinden, in welchen Bereichen Akzeptanz oder Aktivität hilfreiche Strategien sind, kann uns die Akzeptanz- und Commitment-Therapie helfen.

Akzeptanz- & Commitment-Therapie (ACT)

Als empfohlene Psychotherapieformen schlagen die Experten*innen eine Akzeptanz- & Commitment-Therapie (ACT) sowie eine funktional-analytische Psychotherapie (FAP) vor, die eine höhere psychologische Flexibilität und eine verbesserte soziale Einbindung fördern können. Psychotherapeuten*innen können die Patientin zum Beispiel dabei begleiten, die eigenen Selbstvorwürfe zu erkennen und umzuleiten. Die eigenen Ängste bezüglich der fortschreitenden Erkrankung zu reflektieren und eine aktive Rolle einzunehmen. Sie können auch dabei unterstützen, Entspannungstechniken zu erlernen und jeden noch so kleinen Erfolg anzunehmen. Sie können Klopftechniken und Meditation und auf diese Weise auch mehr Körperakzeptanz lehren. Auch die Arbeit mit Körpertherapeuten*innen kann hilfreich sein.

Bei der **Akzeptanz- & Commitment-Therapie (ACT)** ist psychologische Flexibilität das Hauptziel. Es geht darum, belastende Gedanken, Gefühle und Körpersignale wertfrei wahrzunehmen und diese zu akzeptieren. Wer diese Form der Psychotherapie praktiziert, gewinnt statistisch gesehen mehr Lebenszufriedenheit und eine stabilere psychische Gesundheit.

Funktional-analytische Psychotherapie (FAP)

Soziale Verbundenheit (*social connection*) ist der zweite wichtige Faktor, der in der zitierten Studie hervorgehoben wurde. Sowohl die Lebens*qualität* als auch die Lebens*zufriedenheit* werden von tiefer Verbundenheit beeinflusst. Dafür reicht allerdings keine oberflächliche Bekanntschaft. Es geht darum, echte Verletzlichkeit und liebevolle Unterstützung zu erleben. Dass dieses Ziel sich durch die funktional-analytische Psychotherapie (FAP) erreichen lässt, zum Beispiel bei Depressionen, Persönlichkeits- oder Angststörungen und chronischen Schmerzen, ist gut belegt. Das macht Hoffnung auf positive Resultate auch bei Lipödem-Patientinnen. Bei der FAP wird analysiert, wie Patienten*innen auf Therapeuten*innen reagieren – und inwiefern sich darin typische Muster zeigen. Diese gilt es, aufzubrechen, damit eine authentische, emotional-intensive Beziehung entstehen kann. Beispiele: Fühle ich mich als Patientin schnell angegriffen, beleidigt oder bevormundet? Reagiere ich automatisch mit Rückzug oder Angriff?

Die **funktional-analytische Psychotherapie (FAP)** ist eine Unterform der Verhaltenstherapie und konzentriert sich auf Beziehungen, Prozesse und Erlebnisse. Die Begegnung zwischen Patienten*innen und Therapeuten*innen wird zum Anschauungsort für soziale und emotionale Probleme im Hier und Jetzt. FAP ist besonders geeignet für Menschen, die sich nur schlecht anderen gegenüber öffnen können.

Kognitive Verhaltenstherapie (KVT)

Bei der kognitiven Verhaltenstherapie (KVT) steht der Zusammenhang zwischen Denken, Fühlen und Handeln im Vordergrund. Wenn also beispielsweise die Bewertung einer Situation Trauer, Angst oder Wut hervorruft und wir aufgrund dessen einen Verhaltensweg wählen, der für uns ungünstig ist, kann genau an dieser Stelle mit der KVT angesetzt werden. Bezogen auf das Lipödem könnte das zum Beispiel so aussehen: Du hast die Grundannahme, deine Freundin denke, Lipödem sei einfach nur eine Ausrede für Übergewicht. Auch die Schmerzen könnten gar nicht so schlimm sein. Sie bietet dir einen Apfel an und sagt beiläufig, gute Ernährung sei sehr wichtig.

Und schon bewertest du diese Aussage als Hinweis darauf, dass sie dir eigentlich sagen möchte, du solltest einfach mal gesünder essen. Also fühlst du dich beleidigt und wirst traurig. Du sagst nichts und nimmst dir vor, besonders darauf zu achten, ob deine Freundin vielleicht noch ähnliche Bemerkungen macht.

In diesem Fallbeispiel hast du den Vorsatz getroffen, noch genauer nach Anhaltspunkten zu suchen, die die These verfestigen: „Meine Freundin denkt: Du bist dick, also musst du einfach gesünder essen.“, „Stell dich nicht so an.“ Und natürlich wirst du mit dieser Haltung auch weitere Bestätigungen für deine Überzeugung finden. Der Kreislauf der selbsterfüllenden Prophezeiung – bekannt als *self-fulfilling prophecy* – kommt in Gang.

Mithilfe der KVT lernst du, einfühlsam zu schauen, ob es noch andere Möglichkeiten gibt, diese und ähnliche Situationen zu bewerten. Im Fallbespiel könntest du die Situation beispielsweise als nette, fürsorgliche Geste werten: „Meine Freundin teilt Obst mit mir.“ Die positiven Gefühle, die aus dieser neuen Situationsbewertung entstehen, lassen viel Raum für sich daran anschließende positive Verhaltensmöglichkeiten. Veränderung ist möglich!

In der **kognitiven Verhaltenstherapie (KVT)** geht es darum, wie wir Situationen bewerten und darauf reagieren, um für uns stimmige Alternativen finden zu können. Dazu werden blockierende Gedanken und Grundannahmen überprüft, gegebenenfalls Atem- und Entspannungstechniken erlernt sowie die neuen Verhaltensalternativen eingeübt.

Ich selbst konnte bei meinem Aufenthalt in der Földiklinik 4 Sitzungen mit der damals dort leitenden psychologischen Psychotherapeutin Dr. Marianna Dutton wahrnehmen. Wir sprachen viel über das

Thema Selbstwert und sie empfahl mir das Buch „Von der Freude, den Selbstwert zu stärken“ der Autorin Dr. Friederike Potreck-Rose. Diese Empfehlung möchte ich dir an dieser Stelle gerne weitergeben. Dr. Potreck-Rose zeigt auf, welche psychologischen Anteile in uns (der innere Kritiker, der wohlwollende Begleiter und der Faulpelz) eine Rolle spielen und wie man diese Kräfte zu einem Team vereinen kann. Ziel ist es, sich selbst gegenüber wie gute Eltern zu agieren, die sowohl unterstützen und stärken als auch in ausgewogenem Maße konstruktive (!) Kritik üben und zur Aktivität motivieren. Vielleicht inspiriert auch dich diese Lektüre und kann für den einen oder anderen wohltuenden Aha-Moment sorgen.

Dr. Joanna Dudek, Psychologin und Wissenschaftlerin

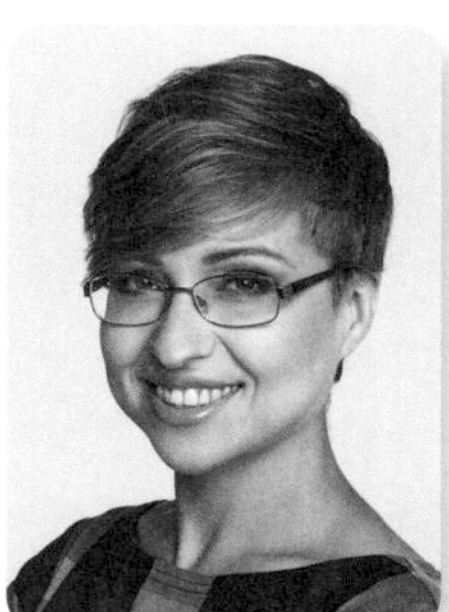

Das ursprüngliche Thema meiner Doktorarbeit sollte die Wirksamkeit von Akzeptanz- und Commitmenttherapie in der Prävention von Essstörungen sein, und ich begann auch nach Literatur zu suchen, die erklärte, wie psychologische Faktoren mit der Lebensqualität bei Lipödem zusammenhingen. Ich war überrascht, dass es fast keine Studien gab, die sich damit auseinandersetzten, wie Frauen mit der Erkrankung umgingen. Mir wurde klar, dass ich diese Studien durchführen wollte und dass ich das Thema meiner Dissertation ändern musste. Ich wollte wissenschaftliche Belege finden, um ernstgenommen zu werden und einen Einfluss auf die Behandlung von Lipödem-Patientinnen nehmen zu können. Als Wissenschaftlerin und praktizierende Psychologin habe ich einen sehr pragmatischem Ansatz:

„Akzeptiere, was du nicht kontrollieren kannst, und ändere, was du ändern kannst." Deshalb wollte ich mich auf psychologische Faktoren konzentrieren, die man mit Intervention beeinflussen kann, sodass die Lebensqualität der Frauen verbessert wird – auch wenn es weiterhin Defizite in der medizinischen Behandlung und Uneinigkeit bezüglich der besten Behandlungsmöglichkeiten gibt und wir weiterhin in einer Gesellschaft leben, die Frauen mit Lipödem missversteht und stigmatisiert.

Wir benötigen weitaus mehr Forschung in diesem Gebiet. Hauptsächlich braucht es Forschung, die uns hilft, herauszufinden, welche Frauen früh nach der Diagnose auch psychologische Unterstützung brauchen und welche Art von Unterstützung sie benötigen, um besser mit dem Lipödem leben zu können. Außerdem brauchen wir Studien, die die bisherigen psychologischen Strategien untersuchen, insbesondere Online-Formate, um auch Frauen zu erreichen, die nicht mobil sind. Und darüber hinaus sollten wir auch untersuchen, inwiefern wir den Töchtern von Frauen mit Lipödem helfen können, ihre Körper zu verstehen, die Erkrankung zu verstehen und die Maßnahmen, die sie benötigen, um die Erkrankung zu managen. Ziel ist es, dass sie so aufwachsen können, dass sie ihre Körper für das, was diese für sie tun, schätzen lernen und dass sie Verhaltensweisen übernehmen, die ihnen helfen, gesundheitlich gut zu leben und aufzublühen. Zuletzt brauchen wir auch noch Untersuchungen, die sich darauf beziehen, wie wir als Gesellschaft mehr über das Lipödem wissen können und soziokulturelle Praktiken entwickeln können, die die Wertschätzung des Körpers in der Gesellschaft unterstützen. Erste Schritte sind hierzu bereits gemacht. Body-Positivity-, Body-Appreciation- und Body-Functionality-Bewegungen regen positive Körperbetrachtung, Wertschätzung des Körpers und Dankbarkeit für die Funktionen des Körpers an.

10. Selbstakzeptanz und Partnerschaft

Die Auseinandersetzung mit dem eigenen Körper ist für Lipödem-Patientinnen oft eine große Herausforderung. Viele Frauen fühlen sich unattraktiv oder sind durch Schmerzen und Schwellungen kaum in der Lage, sich zu entspannen und Berührungen zu genießen. Auch wenn gerade wieder ausladende Hintern à la Kim Kardashian sehr gefragt sind: Selten werden solche mit blauen Flecken und Orangenhaut auf den Covern der allgegenwärtigen Hochglanzmagazine angepriesen. Durch Retuschierung sehen wir fast ausschließlich Menschen mit scheinbar straffester Haut. Es verwundert also nicht, dass Frauen mit Lipödem oft ein schwaches Selbstbewusstsein haben. Nicht selten kommt dazu das Gefühl, sie könnten niemanden finden, der sie liebt und begehrt. Einer aktuellen Umfrage zur Lebensqualität von Lipödem-Patientinnen zufolge geben 70 Prozent an, ihr Sexualleben leide unter der Erkrankung.

Ich selbst war vor der Diagnose, im doch angeblich so attraktiven Alter von 19 bis 26 Jahren, 7 Jahre lang ungewollt Single. Ich verliebte mich immer wieder, doch irgendwie war das nie von Gegenseitigkeit geprägt. Höchstens wenn es im Geheimen blieb, konnte sich gelegentlich jemand für mich interessieren. Dafür kann es viele Gründe geben. Vielleicht war ich auch einfach nicht so nett oder in den falschen Kreisen? Als sehr aktive Studentin, die in Seminaren, Sport- und Musikgruppen mitmischte, bin ich allerdings vermutlich hunderten gleichaltrigen, lebensfrohen Menschen begegnet, die ich sympathisch, attraktiv und interessant fand und die scheinbar auch mit mir schöne Freundschaften und gemeinsame Projekte genossen. Doch an einer echten Beziehung war meist nur ich interessiert. Das hinterließ auch Spuren auf meinem Selbstwertgefühl. Dann, etwa 2 Jahre vor der Diagnose, kam doch noch jemand meines Wegs, der sich darauf einließ, mit mir eine Beziehung zu beginnen. Er war recht weit von medialen Einflüssen aufgewachsen, lehnte viele Mainstreamprogramme und Schönheitsideale ab.

Selbstablehnung & sozialer Rückzug

Obwohl ich wirklich der Meinung bin, dass weibliche Kurven kein Grund zur Verzweiflung sein sollten, habe ich dennoch die Erfahrung gemacht, dass Frauen mit Lipödem sehr häufig unter massiver Ablehnung des Körpers leiden und sich für unattraktiv halten. Täglich sendet mindestens eine Frau aus der Community ein „mutiges" Bild und schreibt, dass sie sich zum ersten Mal traue, sich in einem Rock zu zeigen – und dass es sie viel Überwindung gekostet habe. Selbstablehnung führt oft dazu, dass Frauen sich von Aktivitäten mit anderen ausschließen. Sport mit schwingendem Bein? Unvorstellbar. Im Badeanzug in die Öffentlichkeit? Ein Alptraum.

Wenn ich zurückdenke, wie viele Dinge ich in meinem Leben bereits vermieden habe oder ausschließlich mit negativen Gefühlen verbinde, dann wird mir teilweise schlagartig bewusst, wie sehr das Lipödem seit der Pubertät mein Leben bestimmt hat. Ich habe mich zum Beispiel jahrelang nur in Schwarz gekleidet und von meinem Umfeld immer wieder zu hören bekommen: „Hosen stehen dir aber nicht so gut, zieh mal mehr Röcke an." Nur um dann später zu hören: „Röcke sehen an dir nicht gut aus, probiere doch mal Hosen."

Irgendwann ging das so weit, dass ich mich generell davor scheute, irgendwo gesehen zu werden oder irgendeine Form von kurzer Kleidung zu tragen. Die weiten Hosen, die ich zu dieser Zeit bevorzugte, wurden auch stetig kritisiert, auch in meiner eigenen Partnerschaft. Ich wusste wirklich nicht mehr, was ich sonst noch tun sollte. Also ließ ich mich gänzlich hängen. Wenn ohnehin nichts an mir gut aussieht, dann ist es auch egal, wenn meine Kleidung alt, ungebügelt, fleckig, löchrig oder unvorteilhaft ist, dachte ich. Es kam mir alles egal vor. Ich verdrängte, dass ich einen Körper hatte. Ich zog ihn morgens (irgendwie) an und abends wieder aus. Ansonsten bemühte ich mich, möglichst wenig von ihm mitzubekommen.

Schluss mit Body Shaming

Body Shaming ist die Diskriminierung und Beleidigung von Menschen aufgrund ihres Körpers. Nach meiner Wahrnehmung ist das weit verbreitet. Das fängt schon bei einem: „Mit der Figur solltest du so eine Hose wirklich nicht tragen“ an. Ich erinnere mich an viele solcher Sätze, die ich in meiner Jugend gehört habe. Dabei hatte ich noch Glück. Die direkten Beleidigungen à la: „Du fette Kuh!“ sind mir persönlich erspart geblieben.

Was ich allerdings immer wieder erlebt habe, war zum Beispiel Selbst-Body-Shaming von Verwandten und Freunden: „Boah, ich bin so fett, ich kann das nicht anziehen,“ „Wenn ich umfalle, gibt's Fettflecken!“, „Ich bin echt hässlich!“, „Guck mich mal an, das geht gar nicht!“ Solche Sätze sagen erstaunlich viele Menschen über sich selbst. Auch solche, die niemals so hart zu anderen wären.

Was ich auch oft erlebe, sind Abwertungen von Prominenten und Menschen, die in der Öffentlichkeit stehen. Selbst die Äußerlichkeiten vieler Politiker*innen, Sänger*innen oder Gäste in Fernsehshows werden von vielen thematisiert und kritisiert. Obwohl es doch eigentlich um ein Thema, einen Gesang oder eine Ratesendung gehen sollte. Was genau hat das eigentlich mit dem Äußeren zu tun? Die Botschaft, die ich in meinem Umfeld oft heraushöre ist, dass man offensichtlich für politisches Engagement, künstlerische Beiträge oder ein Wissensquiz auf eine bestimmte Art und Weise auszusehen, hübsch zu sein hat – zumindest nach der Definition der Betrachter.

Bereits als Jugendliche habe ich solche Aussagen oder Darstellungen als Zwang zur Perfektion in meinem Unterbewusstsein abgespeichert. Mit 14 Jahren, kurz nachdem das Lipödem erste (aus heutiger Sicht winzige) Anzeichen zeigte und eine Bekannte meiner Eltern eine spitze Bemerkung machte, entwickelte ich zum Beispiel eine hartnäckige Magersucht, die mich mit mehreren Merkmalen von Mangelernährung zurückließ. Mir wurden damals starke Hormone verschrieben, die meinen Körper wieder auf die richtige Spur bringen sollten, die das Lipödem aber vermutlich extrem verstärkten.

Heute halte ich mich von Body Shaming bestmöglich fern. Ich schaue weniger Serien und Filme und bevorzuge Formate mit „echten" Menschen, die auch unterschiedliche Formen haben. Frauenzeitschriften kommen mir gar nicht mehr ins Haus. Ich verbringe mehr Zeit mit meinen Freunden*innen und der Familie. Und in meinen eigenen 4 Wänden bestimme ich das vorherrschende Schönheitsideal mit Fotos von echten Menschen und Bildern von schönen, runden Formen.

Ich arbeite an einem Umfeld, das Vielfalt zu schätzen weiß. Das mit Liebe auf Menschen blickt. **„Schönheit ist alles, was man mit Liebe betrachtet", habe ich kürzlich gelesen.** Und ich finde: In diesem Satz ist viel Weisheit.

Ich musste zunächst so etwas wie Frieden mit meinem Körper schließen, eine Art Freundschaft aufbauen, damit ich mich gut um ihn kümmern konnte. Das war für mich nicht leicht. Ich hatte gelernt, meinen Körper auszublenden, nicht an ihn zu denken. Mich wenig um ihn zu kümmern und Spiegel und Selbstfürsorge zu vermeiden, da sie mich an ihn erinnern würden. Im Schwimmbad verließ ich mich auf meine extreme Kurzsichtigkeit und den starren Blick geradeaus. Wie schließt man Freundschaft mit dem eigenen Körper, wenn die Beziehung zu ihm schon so lange belastet ist? Und wie schließt man überhaupt Freundschaften?

Die meisten von uns wüssten, wie man mit einem anderen Menschen Freundschaften schließt. Erst mal würden wir uns kennenlernen, ein bisschen über uns erzählen. Übertragen auf unsere Beziehung zum Körper würde es vielleicht bedeuten, ihn wahrzunehmen und zu beachten. Sicher könnten wir unserem Körper auch in einem ruhigen Moment durch Gedanken und Berührungen mitteilen, wer wir sind und was uns als Seele ausmacht.

Mit einem*r neuen Freund*in würden wir uns verabreden und uns zum Kennenlernen Zeit geben. Schließlich würden wir immer öfter miteinander Zeit verbringen und herausfinden, welche gemeinsamen Aktivitäten Spaß machen. Vielleicht wäre eine Kneipentour nett, vielleicht auch eher ein Waldspaziergang. Zwischen unserer Seele und unserem Körper ist es ähnlich. Vielleicht möchte unser Körper nicht mit uns ins Schwimmbad. Dann könnten wir ihm noch Yoga, Spazierengehen und andere Entspannungstechniken als alternative Aktivitäten anbieten. Wie in einer richtig guten Freundschaft können wir lernen, auf die Bedürfnisse des Körpers zu achten. Nicht über seine Grenzen und Besonderheiten hinwegzugehen. Ihn einfach so zu nehmen, wie er ist. Auch eine Freundin würden wir ja nicht wegen ihres Aussehens im Stich lassen. Und wenn jemand sie wegen Äußerlichkeiten beleidigen würde, dann würden wir für sie einstehen und ihr versichern, wie hübsch und liebenswert sie wirklich ist.

Ganz besonders müssen wir unseren Freunden*innen und unserem Körper zur Seite stehen, wenn wir den Eindruck haben, dass sie sich selbst schaden könnten. Dann geht es darum, den anderen auf seinem Weg zu stützen, ohne sich selbst aus den Augen zu verlieren. Wenn wir unserem Körper schaden, brauchen wir genau so ein Gespräch mit uns selbst: „Hey, ich merke, du tust dir gerade nicht gut. Lass uns einen Plan machen, wie du dir wieder guttun kannst."

Gute Freunde*innen machen sich auch mal ein Kompliment – oder ein Geschenk. So zeigen sie ihre Wertschätzung. **Auch an unserem Körper gibt es viel zu komplimentieren. Probieren wir es aus!** Warum nicht mal: „Du siehst heute wieder toll aus!" rufen, wenn du das nächste Mal in den Spiegel schaust? Oder: „Danke, dass ich durch dich die Sonnenstrahlen fühlen konnte!", „Wie klasse, dass du heute für mich die Erdbeeren geschmeckt hast", „Wow, es ist so toll, dass ich durch dich eine Fußmassage spüren kann." Wenn wir Mitmenschen mit mehr Respekt betrachten, dann wird uns doch zuerst das Schöne auffallen, oder nicht?

Vertrauen in den Partner

Mangelnde Selbstakzeptanz wirkt sich auf Partnerschaft und Intimität aus. Heute weiß ich, dass ich auch meinem damaligen Partner oft Unrecht getan habe, wenn ich seine Komplimente abgewehrt habe. Ich konnte sie einfach nicht annehmen. Gleichzeitig habe ich auch mir unrecht getan, wenn ich mich auf Intimität eingelassen habe, obwohl mich negative Gedanken plagten. Über die eigenen Grenzen zu gehen, um eine Partnerschaft aufrechtzuerhalten, ist eindeutig keine gute Idee.

Vertrauen in den Partner ist in einer Beziehung zentral. Und viele Frauen mit Lipödem berichten davon, wie sehr es ihr Wohlbefinden beeinträchtigt, ob ihre Partner*innen sie unterstützen und verstehen oder ob sie ihre Körper abwerten und ihnen Vorwürfe machen. Deshalb ist es wichtig zu wissen, was wir uns von einer Partnerschaft wünschen dürfen. Unabhängig davon, welche Erfahrungen wir im Leben bereits gemacht haben, bauen wir Vertrauen und Zufriedenheit dann auf, wenn einige Grundlagen stimmen. Die Journalistin Rebecca Matthes hat für *Psychology Today,* eine in den USA erscheinende Zeitschrift für Psychologie, insgesamt 7 Grundrechte zusammengetragen, die in Beziehungsforschung und Sozialpsychologie immer wieder als Basis für eine respektvolle Beziehung beschrieben werden.

Das erste Grundrecht: Wir haben ein Recht auf die Aufmerksamkeit unserer Partner*innen. Ob sie uns vom Einkauf etwas mitbringen, was wir gerne essen oder benötigen. Ob sie mit uns aktiv sind oder häufig mit uns sprechen – Aufmerksamkeit füreinander ist nicht zu viel verlangt und darf durchaus auch eingefordert werden.

Den von Matthes zitierten Studien zufolge haben wir auch das Recht auf eine*n Partner*in, der*die mit uns zusammen Aufgaben und Verantwortung trägt, und ein Recht auf gezeigte Zuneigung. Auch hier ist es wichtig, zu kommunizieren: Wenn der*die Partner*in beispielsweise denkt, dein Auto zu waschen, zeige genügend Zuneigung, du dir aber eigentlich eine lange Umarmung, eine Blume und ein ins Ohr geflüstertes „Ich liebe dich“ wünschst, dann ist ein Gespräch angesagt.

Ein weiteres Recht, das beide in einer Beziehung haben, ist das Recht auf die Annahme, der jeweils andere habe gute Intentionen und sei wohlmeinend mit uns. Sogar eine Prise gegenseitiger Idealisierung ist erlaubt, sagt die Psychologin Prof. Dr. Sandra Murray von der Universität von Buffalo: Wenn ich davon ausgehe, mein*e Partner*in hat das Fenster offen gelassen, weil er*sie einfach nicht daran gedacht hat, dass ich später frieren könnte, dann wird sich das anders auf unsere Beziehung auswirken, als wenn ich vermute, er oder sie wollte, dass ich frische Luft habe, wenn ich nach Hause komme.

Was der Beziehung auch hilft: gegenseitige Dankbarkeit. In meiner Beziehung bin ich jeden Abend wieder dankbar, wenn meine Partnerin mir ein Glas Wasser für die Nacht ans Bett bringt. Jeden Tag war ich dankbar, wenn sie mir zuhörte, wenn ich immer wieder meine Gedanken zu diesem Buch ausbreitete.

Zuletzt benennt der New Yorker Psychiater, Universitätsprofessor und Eheberater Michael Perelman das Recht auf Ehrlichkeit bezüglich der Sexualität. Was uns auf sexueller Ebene als Paar glücklich macht, ist der Forschung zufolge keine bestimmte Quantität, Regelmäßigkeit oder Art der Intimität. Es ist vielmehr das Artikulieren und Zusammenbringen der Erwartungen beider. Auch eine Beziehung ohne sexuelle Intimität kann funktionieren, wenn es beide wollen. Wichtig ist, offen über die jeweiligen Erwartungen und Bedürfnisse zu sprechen. Und gemeinsam eine Lösung zu finden. Bei all diesen Punkten kann es helfen, mehr von etwas zu bekommen, wenn man versucht, selbst mehr davon zu geben. Vielleicht inspiriert es dein Gegenüber automatisch, ähnlich zu handeln. Vielleicht braucht es aber auch klare Worte und deutlich ausformulierte Wünsche.

Gute Kommunikation

Das Gespräch miteinander und eine gute Kommunikation sind dabei meiner Erfahrung nach zentral. So offen zueinander zu sein, dass man sich sagen kann: „Heute wünsche ich mir eine Rückenmassage, aber nicht mehr." Solche Sätze sind in einer Beziehung, in der eine Person oder beide Schwierigkeiten mit dem Körperbild oder Körpergefühl haben, unglaublich wichtig. Erstaunlicherweise halten es viele Frauen, mit denen ich gesprochen habe, für äußerst schwierig, solche Bedürfnisse auszusprechen. Sie sehen Sexualität oft als Alles-oder-Nichts-Performance und entscheiden sich, wenn sie nicht „alles" geben können, eher dazu, über lange Phasen jegliche Sinnlichkeit zu vermeiden. Oder Intimität ohne eigene Lust und Freude zu ertragen, weil sie denken, sie schuldeten es dem anderen.

Natürlich kann jede*r Partner*in auch Wünsche äußern, wenn er*sie keine Erkrankung hat. Kommunikation, Intimität und Körperkontakt geht schließlich alle Beteiligten etwas an. Es muss sich also niemand sorgen, dass hier plötzlich alles nur nach dem Willen einer Person zugehen soll. Wenn es um Zärtlichkeiten geht, ist es allerdings durchaus wichtig, sich klarzumachen: Wenn mir etwas unangenehm ist, dann muss ich das auch nicht tun.

Wir üben uns nicht in Selbstakzeptanz, nur um in einer Beziehung wieder körperlich „zu funktionieren". Wenn wir uns aber nach Zweisamkeit sehnen, dann führt der Weg dorthin meist über den **Frieden mit dem eigenen Körper** und über die gute Kommunikation mit dem anderen.

Zur Kommunikation über Nähe und Erotik bieten sich auch die 5 erotischen Modelle an, die viele Sex- und Beziehungsberater*innen nutzen. So gibt es Menschen, die angenehme sinnliche Eindrücke brauchen – wie gute Gerüche und angenehme Stoffe –, um in eine erotische Stimmung gebracht zu werden, und Menschen, für die die Energie zwischen beiden Partner*innen stimmen muss. Außerdem solche, für die Nacktheit und Direktheit genügend Stimulation darstellt, die gerne Tabus brechen – oder die keine bestimmten Voraussetzungen benötigen, um sich fallenzulassen. Ich habe dazu die amerikanische Beraterin Carli Jo interviewt. Sie erklärte mir, dass es für die Kommunikation unerlässlich ist, zu wissen, welche Bedürfnisse und Voraussetzungen man selbst hat und was der*die Partner*in benötigt.

Leider sehen wir medial und im Alltag oft nur Nichtberührung oder Sexualität, kaum etwas dazwischen. Dabei bieten Kuscheln, Massieren und Berührungsformen wie das beschriebene Reiki unzählige Möglichkeiten, einander körperlich nahe zu sein. Warum nicht eine halbstündige Kuschelzeit einplanen? Alle 2 Wochen einen gegenseitigen Massagetermin vereinbaren? Sich bei beruhigender Musik im Kerzenlicht halten, die Hände auf dem Körper des*der anderen ruhen lassen? Geben oder Nehmen – das ist dabei nebensächlich.

Involviere deine 5 Sinne

Nicht nur haben unsere typischen Lipödem-Regionen optisch Schönes zu bieten: Sie sind außerdem – Überraschung – nicht das Einzige, was uns ausmacht. Außer unseren Oberschenkeln haben wir auch noch schöne Haare, eine warme Stimme, einen betörenden Duft. Einen Rücken, der sich wunderschön massieren lässt, sowie eine umwerfend schmeckende Haut am Hals oder der Schulter. Unsere 5 Sinne bieten so viele Möglichkeiten, sich dem eigenen

Körper – und einem anderen – sinnlich zu nähern, dass es unzählige Varianten des Kontakts gibt. Auch wenn Sehen und Fühlen des eigenen Selbst schmerzhaft sein können, so gibt es doch auch noch Hören, Schmecken und Riechen!

In meinen trübsten Tagen hätte keiner meiner Sinne mich zu Zärtlichkeiten bewegen können. Dann brauchst vielleicht auch du Abstand zum*zur Partner*in – und vielleicht auch von dir selbst. Manchmal brauchen wir auch ein Neuentdecken des eigenen Körpers. Wasser hat mir da teilweise geholfen. Abzutauchen und wieder neu aufzutauchen. Den eigenen Körper im Wasser zu spüren, wo er leichter ist und weich umhüllt, massiert von der Wasserbewegung. Auch die schon beschriebene Körperpflege, eine angenehme Creme oder eine Gesichtsmaske können helfen, mir selbst etwas Gutes zu tun. Das Symptomtagebuch kann dabei helfen, herauszufinden, wann wir uns besonders schmerzfrei, schwellungsfrei, sorgenfrei und sinnlich fühlen. Vielleicht steht bei dir donnerstags Schwimmen auf dem Programm und du fühlst dich danach besonders frisch und erotisch? Dann könnte es hilfreich sein, am Donnerstagabend, gleich nach dem Schwimmen, einen fixen Termin für ein gutes Gespräch mit dem*der Partner*in oder ein romantisches Rendezvous im Kalender einzutragen. Kurz auszusteigen aus den negativen Gedanken und festgefahrenen eigenen Körperbildern. Wenn ich mich ganz auf mich selbst besinnen kann, meine Seele, kann ich immer wieder einen Neustart angehen.

Zuletzt noch ein praktischer Tipp für mehr Wohlbefinden in der Erotik: Schöne Wäsche kann vielen Betroffenen helfen, sich sinnlich wahrzunehmen. Und auch das Anbehalten von Oberschenkelstrümpfen oder schrittloser Kompressionsstrumpfhose kann für Entlastung, reduzierte Schmerzen und Bewegungsfreiheit sorgen. Vielen Betroffenen hilft ein erotisches Fotoshooting mit oder ohne Dessous, um sich daran zu erinnern, dass sie begehrenswert und einzigartig sind.

11. Medikamente und Heilmittel

Ein ganz anderes Thema habe ich lange nicht beachtet: Ich war der Überzeugung, dass Medikamente mit dem Lipödem nichts zu tun hatten. Schließlich gibt es im engeren Sinne kein Medikament dagegen. Im Laufe der Jahre merkte ich, dass einige Aspekte dennoch wichtig sind: Zu wissen, welche Medikamente wir *nicht* nehmen sollten, ob Schmerzmittel eingenommen werden können und bei welchen Medikamenten, die wir für andere Erkrankungen einnehmen, Vorsicht geboten ist.

Entwässerungsmittel bringen nichts

Viele Menschen kommen zunächst auf die Idee, Diuretika, also Entwässerungsmittel, müssten doch helfen. Sogar Fremde raten mir das manchmal, wenn sie meine Kompressionsstrümpfe sehen. Experten*innen sind da gänzlich anderer Meinung: Diese Mittel sollten nicht langfristig eingenommen werden, und eine kurzfristige Einnahme mit anschließendem Absetzen kann sogar dazu führen, dass noch mehr Flüssigkeit eingelagert wird als vor der Einnahme. Rainer Kraus, Herausgeber der Zeitschrift Lymphe und Gesundheit, sagt dazu: „Eine längere Anwendung würde durch den Entzug von Wasser die relative Eiweißkonzentration im Gewebe erhöhen. Dann würde das Eiweiß nach Absetzen der Tabletten verstärkt Wasser an sich ziehen und die Situation dramatisch verschlechtern."

Auch von der dauerhaften Einnahme von Abführmitteln zur Gewichtsreduktion wird abgeraten. Wir brauchen die Nährstoffe, die wir durch (hoffentlich) gesunde Nahrung zu uns nehmen, und sollten nicht mehr als notwendig in die natürliche Aktivität des Darms eingreifen.

Schmerzmittel gezielt einsetzen

Lipödem-Schmerzen werden im Allgemeinen als drückend und dumpf, gelegentlich auch als schwer, ziehend, quälend, entnervend, heftig, unerträglich, erschöpfend oder stechend beschrieben. Entzündungen im Fettgewebe, Schwellung und Druck gegen Nervenfasern verursachen den Schmerz beim Lipödem. Diese Schmerzursachen sind noch nicht lange wissenschaftlich belegt und müssen noch weitergehend erforscht werden; einige Wissenschaftler*innen bezeichnen die Gründe für Schmerzen beim Lipödem sogar weiterhin als ungeklärt. Da die Schmerzen meist auch bei Berührungen auftreten, die normalerweise keinen Schmerz auslösen, wird diese Art von Schmerz (wie auch bei der Fibromyalgie) als Allodynie bezeichnet.

Bei Fibromyalgie – einer Erkrankung, die viel Ähnlichkeit mit dem Lipödem hat – werden erkrankte Nerven als körperliche Ursache für die höhere Schmerzempfindlichkeit vermutet. Teilweise wird auch eine Somatisierungsneigung als Grund angesehen. Damit ist gemeint, dass die Patientin eine psychische Belastung oder Ängste nicht als solche wahrnehmen kann und stattdessen das Unwohlsein auf körperlicher Ebene empfindet. Solchen Aussagen stehen viele Lipödem-Patientinnen sehr kritisch gegenüber. Es entsteht durch sie leicht der Eindruck, Ärzte täten Lipödem-Schmerzen als Nebenspielplatz oder Hirngespinst ab, nur weil sie die körperlichen Ursachen nicht zur Genüge kennen.

Patientinnen sollten mit medizinischen Experten*innen – eventuell auch in einem Schmerzzentrum – besprechen, welche Schmerzbehandlung für sie richtig ist. Von einem wahllosen Einnehmen von Schmerzmitteln kann nur abgeraten werden. Die Frage nach entsprechenden Mitteln muss auch von verschiedenen Blickwinkeln aus betrachtet werden. Da die Schmerzen generell chronisch sind, also bei vielen Patientinnen dauerhaft auftreten, ist eine gute Absprache mit den betreuenden Ärzten*innen wichtig. Schmerzmediziner*innen sagen klar: „Schmerz, der länger als 3 Monate andauert, ist kein nützliches Warnsignal mehr.“ Weder möchte man sich Schmerzmittel dann generell verbieten noch sie unkontrolliert und dauerhaft konsumieren.

Nach vielen Jahren des Aushaltens von Schmerzen ohne Schmerzmittel nehme ich seit einigen Monaten ein Mittel mit dem Wirkstoff Pregabalin, welches bei neuropathischen Schmerzen eingesetzt wird. Mein Arzt hatte mich darauf hingewiesen, dass es sinnvoll ist, die ständige Schmerzempfindung für eine Zeit zu unterbrechen, da unser Körper auch über ein Schmerzgedächtnis verfügt, in das sich eine lange Schmerzphase einbrennt. Pregabalin wird auch von der Endokrinologin Dr. Karen Herbst empfohlen, auch wenn es bei höherer Dosierung Nebenwirkungen haben kann.

Es gibt zudem eine kleine Untersuchung von Wissenschaftlern*innen der Kerckhoff-Klinik für Herz-, Lungen-, Gefäß- und Rheumaerkrankungen in Bad Nauheim, deren Ergebnisse 2008 in einem schwedischen Fachmagazin erschienen sind. Dokumentiert wurde der Einsatz von Pregabalin bei Morbus Dercum, auch Lipomatosis dolorosa oder Fettgewebs-Rheumatismus genannt. Es handelt sich um schmerzhafte Fettablagerungen in bestimmten Körperregionen, die dem Krankheitsbild des Lipödems sehr ähnlich sind. Außer den typischen Lipödem-Symptomen haben die Patienten*innen dieser Erkrankung auch Magenschmerzen und starke kognitive Einschränkungen wie etwa Konzentrationsschwierigkeiten und chronische Müdigkeit. Bei dem untersuchten Fall einer Patientin mit der Dercumkrankheit bewirkte die Einnahme von Pregabalin in Kombination mit manueller Lymphdrainage (zweimal pro Woche jeweils 60 Minuten) eine reduzierte Schmerzempfindlichkeit, eine Verringerung des Schmerzes von 98 auf 4 auf der verwendeten Schmerzskala und einen Gewichtsverlust von 10 kg. Gleichzeitig wurde die Bewegungsfähigkeit erhöht. Ein überraschendes Ergebnis. Typischerweise kann Gewichtszunahme eine der Nebenwirkungen bei der Pregabalineinnahme sein.

Dr. Karen Herbst empfiehlt bei Schmerzen außerdem (nach ärztlicher Rücksprache) Amitriptylin (wird bei Depressionen und chronischen Schmerzen eingesetzt), Mexiletin (wird auch bei Herzrhythmusstörungen eingesetzt), Gabapentin (wird wie Pregabalin auch gegen Epilepsie und neuropathische Schmerzen verabreicht) und Schmerzcremes und -gele mit dem Wirkstoff Ketoprofen, ein nichtsteroidaler Entzündungshemmer (NSAR). Von Schmerzmitteln wie Aspirin und Ibuprofen und anderen NSAR (außer Ketoprofen) wird von ihr in Zusammenhang mit dem Lipödem deutlich abgeraten, weil diese Mittel Flüssigkeitseinlagerungen begünstigen können. Ohnehin werden entsprechende Schmerzmittel häufig zu leichtfertig eingenommen, obwohl sie dem Körper nachweislich schaden können.

Insgesamt bleibt festzuhalten, dass eine Schmerzbehandlung nicht nur durch Medikamente, sondern auf mehreren Ebenen stattfinden sollte. In einigen Fällen ist dabei eine anfängliche Behandlung mit Schmerzmitteln nötig, um den Weg für andere Behandlungsmethoden überhaupt erst zu ebnen – wie zum Beispiel für körperliche Aktivität und Bewegung, für einen guten Schlaf oder einen ballastbefreiten Neustart für das Schmerzgedächtnis.

CBD-Öl (Cannabidiol)

Nach einigen positiven Patientenberichten aus Foren und Blogs war ich schließlich auch neugierig darauf, CBD-Produkte auszuprobieren. CBD steht für Cannabidiol – ein nicht psychoaktives Cannabinoid aus dem weiblichen Hanf (Cannabis). CBD-Öl nimmt man tropfenweise oral ein, CBD-Creme trägt man auf die Haut auf. Das

Öl hilft mir bei Beinschmerzen sehr gut! Die Produkte gibt es in Deutschland auch im Drogeriemarkt oder in der Apotheke. Dort erhält man entweder ein Fertigprodukt oder eine Tinktur, die vom Apothekenpersonal hergestellt wird. Von dem CBD-Öl gibt man mit der Pipette circa 1 ml Öl unter die Zunge. Bei meinem ersten Versuch erinnerte mich der Geschmack an Kräuter, Wald und Nadelbäume. An meinem ersten Abend mit CBD-Öl fühlte ich mich so schmerzfrei wie seit Monaten nicht. Zum ersten Mal seit Langem konnte ich eine Massage meiner Partnerin ganz ohne schmerzhafte Gefühle genießen. Ich war auch weniger gereizt und angstfrei. Bei einer CBD-haltigen Creme zeigten sich bei mir sehr gute Ergebnisse. Sie enthält auch Menthol, Koffein und Limettenöl, zieht sehr schnell ein und lindert meine Schmerzen schnell.

Bei CBD-Cremes ist darauf zu achten, dass es sich auch tatsächlich um CBD handelt und nicht nur um eine hanfhaltige Creme. Es gibt Produkte, die andere Wirkstoffe der Cannabispflanze enthalten, Terpinene, wie sie auch in vielen ätherischen Ölen (z. B. Teebaum- und Bergamottöl) vorkommen. Diese Cremes werden teilweise ebenfalls bei chronischen Schmerzen empfohlen. Von meinem Selbstversuch kann ich dazu berichten, dass mich die Creme sehr an Erkältungssalbe erinnerte. Ich spürte zwar sofort, dass in meinem Gewebe etwas passierte, hatte aber eher den Eindruck, die Durchblutung wird angeregt. Die behandelte Körperstelle (ich wählte zum Testen die Region unterhalb des Knies) schwoll an.

Sarah Marianek, Ärztin und Psychotherapeutin

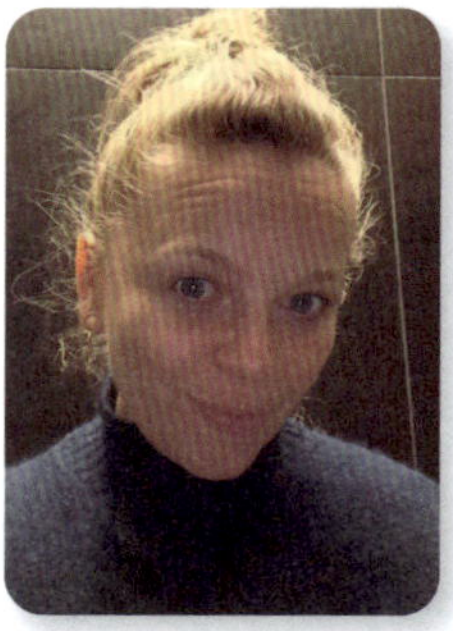

*Ich bin Ärztin und Psychotherapeutin mit den Schwerpunkten Schmerz, Psychosomatik, traumaspezifische und körperorientierte Psychotherapie sowie Alternativ-, Ernährungs- und Cannabinoidmedizin. Immer wieder kommen Patientinnen mit lipödemtypischen chronischen Schmerzen in meine Praxis, wenn die konventionelle Schmerztherapie nicht oder nur unzureichend Erfolg hat oder wenn sie bei anderen Ärzt*innen schlechte Erfahrungen gesammelt haben. Ich begleite auch häufig Patientinnen psychotherapeutisch, die aufgrund ihres Lipödems vermehrt seelisch belastet sind.*

Für mich ist es beachtlich, wie viele Patientinnen ich sehe, die viele Symptome der Perimenopause/Menopause zeigen, ohne dass bei diesen Frauen der Zusammenhang zur nachlassenden Funktion der Eierstöcke und fundamentalen hormonellen Veränderung hergestellt wurde. Vielen Frauen ist der Begriff der Perimenopause nicht bekannt, da im öffentlichen Diskurs leider häufig nur Hitzewallungen und der Begriff der Menopause im Vordergrund stehen.

Mittlerweile sind ca. 35 verschiedene Symptome identifiziert, bei denen ein Zusammenhang zur Perimenopause entweder gut belegt ist oder stark vermutet werden kann. Dies sind z. B. Menstruationsveränderungen, Schlafstörungen, vasomotorische Symptome wie Hitze oder Schwitzen, Gewichtszunahme und -umverteilung, erhöhtes Cholesterin, Vitamin-D-Mangel, Verstärkung von Ängsten und depressiven Verstimmungen, ständige Erschöpfung, sexuelle Dysfunktion, Brustschmerzen, Magen-Darm-Probleme, wiederkehrende Harnwegsinfekte und veränderter Körpergeruch. All diese Veränderungen stehen in einem ursächlichen Zusammenhang mit der nachlassenden Funktion der Eierstöcke und dem damit einhergehenden hormonellen Ungleichgewicht von Östrogen und Progesteron.

Wir wissen: Zeiten hormoneller Veränderungen wie Pubertät, Schwangerschaft oder Perimenopause und Menopause stehen häufig im Zusammenhang mit dem Ausbruch oder einer Verschlechterung des Lipödems. Nach derzeitigem Wissensstand ist es allerdings zu einfach, Östrogen an sich als Trigger für das Lipödem verantwortlich zu machen. Vielmehr scheint es um ein Ungleichgewicht zwischen den Hormonen Östrogen, Progesteron und auch Testosteron zu gehen, die in einem engen Zusammenspiel stehen.

Ich würde mir wünschen, dass wir zu einer differenzierten und individuellen Behandlung von Lipödembetroffenen gelangen, die ggf. auch eine an individuellen Risiken und Bedürfnissen ausgerichtete HRT (Hormonersatztherapie) in Betracht zieht. Mir liegt dies besonders am Herzen, da die aktuellen Studienergebnisse stark darauf hinweisen, dass die HRT eine ursächliche und nicht nur symptomatische Behandlung vieler, auch schwerwiegender Erkrankungen wie Herz-Kreislauf-Erkrankungen, Depression und Angststörungen, Demenz und Osteoporose ermöglicht. Es wird deutlich, dass Östrogenrezeptoren im ganzen Körper verteilt sind und an entscheidenden Stoffwechselprozessen (u. a. antientzündliche Prozesse) beteiligt sind. Dies sind in den meisten Fällen erste Beobachtungen. Wir brauchen dringend mehr frauenspezifische Forschung, für welche (Lipödem-)Patientinnen welche Behandlung sinnvoll und notwendig ist.

CBD- und THC-haltige Cannabispräparate sind Hoffnungsträger in den Bereichen Schmerzmedizin und Psychosomatik. Auch bei der Schmerzbehandlung bei Lipödem kann hier angesetzt werden. Leider gibt es bislang kaum Studien über die konkreten Interaktionen und Wirkungen von Cannabinoiden auf das endokrine System. Für das Cannabinoid CBD mehren sich die Hinweise, dass es sich positiv auf die Lymphzirkulation auswirkt und hoch antientzündliche Eigenschaften besitzt und somit auch bei Lipödem hilfreich sein könnte. Ob möglicherweise das Cannabinoid THC auch eine positive Wirkung über die unterstützende Behandlung von Begleiterscheinungen wie Schmerzen und Schlafstörungen hinaus besitzt, ist bisher nicht ausreichend geklärt.

In einzelnen Fällen kann eine Therapie mit medizinischem Cannabis allerdings nicht stattfinden, zum Beispiel dann, wenn das Risiko für eine Suchterkrankung besonders hoch oder ein verantwortungsvoller Umgang mit dem Präparat nicht gewährleistet ist. Auch während Schwangerschaft und Stillzeit oder bei schweren seelischen Störungen, wie Psychosen, ist eine Therapie mit Cannabis nicht möglich.

Steinklee

Enorm positive Berichte habe ich in den letzten Monaten über den Einsatz von Steinklee bei Lipödem gelesen. Steinklee gibt es als Tee oder Kapseln. Patientinnen berichten von geringeren Schmerzen, vom Weicherwerden verhärteter Gewebestellen und von geringerem Umfang an Ödemstellen. Die Einnahme sollte man mit Ärzten*innen oder Heilpraktikern*innen besprechen. Online berichten hunderte Frauen von sehr guten Erfahrungen. Der Begriff Steinklee wird quasi ausschließlich mit positiven Formulierungen erwähnt wie „hilft mir", „wirkt gut" oder „leichtere Beine". Einige berichten von Gewichtsverlust und starken Wasserausspülungen, die sich auch durch häufige Toilettengänge bemerkbar machen können.

Ich habe im Jahr mit dem weltweit heißesten Juni seit Beginn der Wetteraufzeichnungen – mit Temperaturen von bis zu 40 Grad in Deutschland – angefangen, Steinklee einzunehmen. Ich habe dafür zunächst das Pregabalin abgesetzt, wodurch die Schmerzen sehr stark wurden. Doch schon nach 4 Tagen mit Steinklee (800 mg täglich) wurden die Schmerzen zunehmend schwächer. Am fünften Tag war es 36 Grad heiß. Und obwohl ich bei solchen Temperaturen normalerweise deutliche Schwellungen unter den Kompressionsstrümpfen entwickle und große Schmerzen unter und über dem Knie sowie an den Oberschenkelseiten habe, hatte ich dieses Mal keine Schmerzen. Meine typischen Schwellstellen waren eben und entspannt. Ich spürte ein freundliches Gefühl gegenüber meinem Körper. Keine Schmerzen zu haben, suggerierte meinem Unterbewusstsein, etwas richtig gemacht zu haben. Ich fühlte mich verhältnismäßig wohl und voller Hoffnung, einen neuen Weg gefunden zu haben. Meine Beine wurden leichter.

Mein Fazit: Auch wenn der Pool, den ich im Juni täglich benutzen durfte, wohl eine Rolle gespielt hat – ich bin begeistert von Steinklee. Die Pflanze wirkt mit den darin enthaltenen Cumarinen, Flavonoiden und Saponinen entzündungshemmend und krampflösend, stärkt die Kapillaren und schützt vor Ödemen. Der Lymphtransport wird unterstützt und die Venen befördern das Blut leichter zurück zum Herzen, ohne dabei viel Flüssigkeit ins Gewebe abzugeben. Nicht bei allen Lipödem-Patientinnen wirkt Steinklee so schnell so positiv. Manche warten auch nach Monaten noch auf einen Effekt. Das Gros der Patientinnen, die Steinklee ausprobiert haben, schwärmt allerdings für die symptomschwächende, schmerzlindernde Wirkung.

Menschen, die unter Lipödem leiden, sind auch häufig von anderen Erkrankungen betroffen. So kommen zum Beispiel Fibromyalgie, Depressionen, Allergien, Schilddrüsenerkrankungen, Angststörungen und Essstörungen häufig in Kombination mit Lipödem vor. Sollten Medikamente zur Behandlung anderer Erkrankungen eingesetzt werden, empfiehlt es sich, die behandelnden Ärzte*innen darauf hinzuweisen. **Die Arzneimittel zur Behandlung anderer Krankheitsbilder sollten so wenig ödemfördernd wie möglich sein.** Unter den weit verbreiteten Arzneien sind zum Beispiel bei Steroiden, Hormonersatzpräparaten, einigen Blutdrucksenkern und bei verschiedenen Antidepressiva Nutzen und Schaden gut abzuwägen, da sie den Flüssigkeitsaustausch im Gewebe negativ beeinflussen können. Auch die gängigen Varianten der Antibabypille können Wassereinlagerungen begünstigen.

Kurkuma

Kurkuma ist der indische Gelbwurz, eine Wurzelknolle, die mit Ingwer eng verwandt ist. Auch wenn die Forschung bisher unterschiedliche Ergebnisse zu Kurkuma liefert: Viele Lipödem-Patientinnen berichten von verringerten Schwellungen und verminderten Schmerzen. Ich verwende Kurkuma gerne als Gewürz in Pulverform, teilweise auch von der frischen Wurzel aus dem Asialaden. Ab und an gebe ich ein Stück in einen Smoothie oder hobele es in einen Obstsalat. Auch die sogenannte goldene Milch aus Wasser, Mandeln, Kurkuma, Ingwer, Pfeffer und Zimt mache ich gelegentlich. Curcumin findet sich aber auch in Präparaten, die entzündungshemmend und abwehrstärkend wirken sollen.

Auch wenn Kurkuma vorteilhafte Inhaltsstoffe enthält, ist es für den Körper tendenziell schwierig, diese aufzunehmen. Damit Menschen die Wirkstoffe besser aufnehmen können, werden Nahrungsergänzungsmittel meist mit Mischungen aus Curcumin und Piperin (schwarzem Pfefferextrakt) angeboten, da der Pfeffer die Bioverfügbarkeit um ein Vielfaches erhöht. Mehrere klinische Studien am Menschen zeigen, dass bei anderen Erkrankungen (beispielsweise Arthrose) die Beweglichkeit der Probanden*innen deutlich erhöht wurde und die Schmerzen deutlich vermindert waren, sodass auf Schmerzmittel wie Ibuprofen, Diclofenac und Glucosamin verzichtet werden konnte. Die beste Wirkung zeigt Curcumin in diesen Studien, wenn es als Gel aufgetragen wird.

Es spricht vieles dafür, dass hochdosiertes Curcumin die Ausschüttung von Cytokenen (einer Proteinart) bewirkt, die Entzündungen im Körper beruhigen und abklingen lassen. Diese Cytokene stärken auch die Struktur der Mitochondrien – einer Schwachstelle bei uns Lipödem-Patientinnen – und deren Funktion (z. B. den Abbau von Glucose). In Sachen Curcumin werden wir hoffentlich bald weitere Forschungsergebnisse erhalten. Beachten sollte man bei der Einnahme, dass Curcumin die Entstehung von Gallenstein fördern kann, die Blutgerinnung beeinflussen kann und den Blutzucker verringern kann, wenn man Diabetiker*in ist. Auch Wechselwirkungen mit anderen Arzneimitteln können entstehen.

Weitere natürliche Mittel

Tees und Lebensmittel, die auf natürliche Art zur Entwässerung beitragen, sind – in Maßen – nicht bedenklich. Brennnessel- oder Löwenzahnsud kann zum Beispiel hilfreich sein, genauso wie viele entwässernde Obst- und Gemüsesorten. Auch pflanzliche Mittel aus Rosskastanie oder Weinlaub wirken sich positiv auf die Venentätigkeit aus und tragen dazu bei, die Berührungsempfindlichkeit zu mildern. Gegen Flüssigkeitsretention empfehlen Forscher der Universität Arizona, die auf die Untersuchung von Fettzellen spezialisiert sind, eine tägliche Portion Gerstenwasser. Für eine Tagesdosis kocht man 60 Gramm ungeschälte Gerste für 15 bis 25 Minuten, siebt die Flüssigkeit in ein Gefäß und gibt 2 bis 4 Esslöffel Zitronen- oder Orangensaft dazu. Dadurch dass Gluten nicht wasserlöslich ist, ist das Getränk praktisch glutenfrei. Nur bei Zöliakie kann das Getränk nicht konsumiert werden.

Der Stechende Mäusedorn war im Jahr 2002 die Arzneipflanze des Jahres. Die Beeren des Stechenden Mäusedorns sind toxisch und können zu Übelkeit und Durchfall führen, also bitte keine Selbstexperimente. Teile des Wurzelstocks der Pflanze werden aber getrocknet oder extrahiert in medizinischen Präparaten eingesetzt und wirken dann kapillarabdichtend, entzündungshemmend und entwässernd. Diese Qualitäten sind sehr wünschenswert bei Lipödem. Es gibt das Produkt als Gel (z. B. *Alpinamed Ruscovarin*) und in Form von Kapseln in Apotheken zu kaufen. Auch Endokrinologin Dr. Karen Herbst empfiehlt den Stechenden Mäusedorn mit Nachdruck. Auch wenn es kaum Studien zum Lipödem gibt: Seine allgemein positive Wirkung auf die Pumpleistung des Lymphsystems sowie seine kapillarabdichtende, entzündungshemmende und entwässernde Wirkung sind hinreichend empirisch belegt.

Die kombinierte Einnahme von Selen (400 µg pro Tag) und Mäusedorn (1 g pro Tag) als Ergänzung zu Lymphdrainage und Kompression führten bei einer Beobachtung des Krankheitsverlaufs einer einzelnen Patientin 2013 über den Verlauf eines Jahres zu sehr guten Entstauungsergebnissen, mit insgesamt 750 ml Volumenverlust in den Armen und ca. 1700 ml Volumenverlust pro Bein. Das Mineral Selen enthält Enzyme, die bei der Neubildung von Lymphgefäßzellen unterstützend wirken. Es soll auch dabei helfen, überschüssige Flüssigkeit aus Ödemen zu transportieren. Man kann Selen in Form von Paranüssen zu sich nehmen (nicht mehr als 3 pro Tag) oder in Tablettenform.

Auch andere entzündungshemmende Mittel für das Kreislaufsystem auf Pflanzenbasis unterstützen Venen und Lymphbahnen. L-Arginin ist eine Aminosäure, die die Durchlässigkeit von Lymphgefäßen verringern soll. Sie kommt auch in Erbsen, Erdnüssen, Kürbiskernen, Pinienkernen und Walnüssen in höheren Mengen vor. Pycnogenol ist ein Rindenextrakt, der Veneninsuffizienz verringert. Beta-Aescin in Rosskastaniensamen soll einen ähnlichen Effekt haben.

Chuck Ehrlich und Dr. Karen Herbst widmen Vitaminen, Mineralien und Ergänzungsmitteln auch ganze Vorträge. Vitamin B12, Vitamin D, Calcium, Magnesium und das Steroidhormon Dehydroepiandrosteron (DHEA) sind bei Lipödem-Patientinnen häufig nicht im Normbereich. Auch die Supplementierung von Omega-3-Fettsäuren und L-Arginin empfehlen sie, wenn die Nahrung nicht genügend davon bereitstellt.

Die Kraft der Selbstheilung

Dr. med. Andreas Böger, Chefarzt der Klinik für Schmerzmedizin, Manuelle Therapie und Naturheilverfahren der DRK-Kliniken Nordhessen in Kassel, stellt Ablenkungsmethoden zur Schmerzbehandlung vor: Sich auf den eigenen Garten zu konzentrieren, etwas Schönes zu tun oder zu betrachten, kann demnach erstaunliche Ergebnisse bringen. Das klingt vielleicht zunächst banal, hierzu gibt es aber spannende Erkenntnisse. Hamburger Forscher*innen fanden etwa heraus: Probanden*innen, denen Schmerzen zugefügt wurden, und die dabei Mathematikaufgaben lösten, nahmen den Schmerz um 20 Prozent weniger stark wahr. Man kann sogar über Biofeedback messen und durch die Muskelentspannung belegen, dass eine Ablenkung Schmerz und Verspannung verringern kann.

Meine Reaktion auf den Ratschlag, ich solle mich doch ablenken, war lange Zeit stets Ablehnung gewesen. Das würde man doch nur jemandem vorschlagen, dessen Schmerzen man nicht für signifikant hält oder für ausschließlich eingebildet, dachte ich. Konkret: Ich hielt solche Empfehlungen für eine Unverschämtheit. Das Interessante an der empirischen Forschung zu diesem Thema ist aber, sie ist wiederholbar: Sie bestätigt Hypothesen und sie arbeitet dabei mit großen, repräsentativen Zahlen. In MRT-Untersuchungen konnte man zum Beispiel zeigen, dass Patienten*innen, die eine Placebosalbe verwendet hatten, weniger Schmerz empfanden als jene ohne Salbe.

Das erklärt sich so: Der Schmerzimpuls kommt im Gehirn an. Sogleich bewertet das limbische System diesen Impuls. Im Normalfall ist die Bewertung: Das ist unangenehm, es ist ein Schmerz. Vielleicht geht er nicht mehr weg. Ich mache mir Sorgen. Mit der Salbe ist die Bewertung allerdings: Gleich müsste Linderung eintreten. Daraufhin schüttet das Gehirn opioidähnliche Stoffe aus – vielleicht aus Erleichterung, aus Freude, aus Dankbarkeit? Und diese Stoffe lindern dann den Schmerz, wie es sonst ein starkes Schmerzmittel tun würde! Ein Placebo lässt uns Geborgenheit und Sicherheit fühlen, weil wir eine positive Erwartung daran oder ein positives Erlebnis dadurch haben. Und die biochemischen Prozesse, die dadurch wiederum ausgelöst werden, tun uns gut. Wir entspannen uns. Ist das nicht faszinierend?

Ähnlich wie eine Placebosalbe wirkt auch Defokussierung, Zuwendung der Aufmerksamkeit auf etwas Positives: der schöne Garten, die ersten Sonnenstrahlen, eine Blume, eine Kerze oder ein kuscheliger Schal. Eine Aktivität, eine Bastelarbeit oder ein Anruf bei einem*r Freund*in. All das kann Schmerzen senken, nicht nur ein bisschen – sondern signifikant.

Ich finde diese Ergebnisse unglaublich und sie geben mir enorm viel Hoffnung. Wenn wir es schaffen können, unsere Aufmerksamkeit öfter auf etwas Angenehmes zu lenken. Wenn wir ein positives Umfeld aufbauen, Zuwendung erfahren und an uns heranlassen können. Wenn wir uns in die Hände vertrauenswürdiger, angenehmer Mediziner*innen begeben, dann können wir auch unser Schmerzniveau und unsere Entzündungswerte signifikant senken! Diese positive Sichtweise ist natürlich nicht immer (sofort) möglich. Erst recht, wenn man in einer handfesten Depression steckt. Es geht darum, zu üben, offen für Neues zu sein – auszuprobieren, und sich etwas Gutes zu tun!

Schmerzen ganzheitlich begegnen

„Das Handbuch gegen den Schmerz“ von den Autoren Dr. med. Thomas Tölle und Prof. Dr. med. Christine Schiessl widmet sich nahezu allen gängigen Arten chronischen Schmerzes – außer dem Lipödem-Schmerz. Die Lektüre war für mich dennoch faszinierend und hilfreich. Ich lernte, dass Schmerz von 3 verschiedenen Körpersystemen wahrgenommen wird. Das sensorische System verarbeitet, ob ein Schmerz beispielsweise drückend oder stechend ist. Das kognitive System bewertet, ob eine Gefahr besteht. Und das emotionale System assoziiert den Schmerz möglicherweise mit einem Schuldzuspruch, wie zum Beispiel der vorwurfsvollen Frage: „Warum bin ich nur so tollpatschig?“ All diese Punkte beeinflussen die Gesamtsituation maßgeblich. Das Buch faszinierte mich so sehr, dass ich mich persönlich mit Christine Schiessl austauschen wollte. Es klappte und unser Telefongespräch war sehr bereichernd. Sie sagte zu, Schmerz und Lipödem genauer zu betrachten und einen Beitrag aus Sicht der Schmerzmedizin zu verfassen. Einer der Spezialisten, der ebenfalls zu diesem Buch beigetragen hat, ist Prof. Dr. med. Till Sprenger, Chefarzt für Neurologie der DKD Helios Klinik Wiesbaden. Ihn bat ich um einen persönlichen Termin.

Er nahm sich viel Zeit für mich. Und er erklärte mir, dass durch die chronischen Schmerzen meines Lipödems und einer Migräne, die mich häufig plagt, mein Schmerzgedächtnis übervoll sei. Auch leichte Schmerzen werden diesem ohnehin vollen Schmerzgedächtnis hinzu addiert. Das heißt, selbst diese werden meinem System als viel schmerzhafter gemeldet, als das in einem schmerzfreien Körper der Fall wäre. Er erklärte mir, dass bei chronischem Schmerz eine sehr regelmäßige Lebensführung besonders wichtig ist. Möglichst jeden Tag zur gleichen Zeit einzuschlafen, aufzustehen, gesund zu essen und täglich Sport zu machen.

Nach dem Gespräch wurde mir auch klar, wie stark ich Schmerzen mit Selbstvorwürfen verbinde: „Du hast nicht genug getan", „Du hast dich falsch ernährt", „Du bist selbst schuld." Auch wenn ich kognitiv inzwischen vieles verstehe: Mein emotionales System dreht einfach durch, wenn ich Schmerzen habe. Es beschimpft mich und zieht mich nach unten. Diesen Punkt muss und werde ich auf meinem künftigen Weg noch genauer im Auge behalten.

Professorin Dr. med. Christine Schiessl, Schmerzmedizinerin

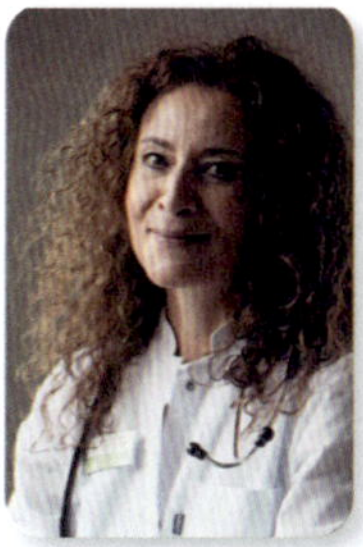

Am Ende meines Medizinstudiums stieß ich bei der Suche nach einem Thema für meine Doktorarbeit auf eine Schmerzforschungseinrichtung. Der dortige Forschungsschwerpunkt lag auf der Biologie und Pathobiologie des Schmerzes. Meine Leitfragen waren: Was passiert im schmerzverarbeitenden System, wenn Schmerzen chronisch werden? Warum klagen so viele Menschen über Schmerzen, auch wenn körperliche Ursachen gar nicht feststellbar sind? Psychische Aspekte spielten damals in der Forschung eine weit geringere Rolle als heute, aber wir konnten damals zeigen, dass das Schmerzsignal, das am Ort der Schmerzreizung entsteht und auf seinem Weg über das Rückenmark zum Gehirn stark verändert wird, bei jedem anders ist – Schmerz ist also nicht gleich Schmerz.

Ich entwickelte eine Faszination für den Schmerz und die vielen Wissenschaftsbereiche, die mit ihm zu tun haben: Schmerz ist ein holistisches Symptom, es gibt körperliche und psychologische Aspekte, kulturelle und soziologische, sogar philosophische: Wir finden keinen Philosophen, der nicht auch einmal etwas zum Schmerz gesagt hätte. Auch in der Literatur finden wir spannende Quellen zum Schmerz.

Heute bin ich überwiegend in der Patientenversorgung tätig, als Schmerztherapeutin und Palliativmedizinerin sowie als Chefärztin der

*Algesiologikum-Tagesklinik. Ich kenne Lipödem-Patientinnen, da ich mit ihnen wegen verschiedener anderer Erkrankungen in Kontakt kam. Vor allem durch Operationen, die sie wegen orthopädischer Probleme durchführen ließen, sind sie mir aus der Anästhesie bekannt. Auch bei Liposuktionen habe ich Anästhesien an Lipödem-Patientinnen durchgeführt. Ich kann mich allerdings an keine einzige Patientin erinnern, die mich als Schmerztherapeutin aufgesucht hätte. Auch meine Kolleg*innen aus der Schmerzmedizin haben mir gesagt: „Lipödem-Patientinnen? Die sehen wir nicht!" Früher gab es die Diagnose „Lipalgie", die heute kaum noch benutzt wird. Da war das Wort Schmerz im Namen enthalten. Die Algesiologie ist die Wissenschaft und Lehre vom Schmerz. Lipödeme sind schmerzhaft – das ist klar. Und Schmerz ist immer belastend. Dennoch: Lipödem-Patientinnen kommen nicht zu uns Schmerzmedizinern. Es wäre interessant zu wissen, warum das so ist.*

Ich habe aufgrund der Anfrage für diesen Beitrag zum Lipödem in der Schmerzforschung recherchiert: Was empfehlen die Kollegen in den Fachmagazinen? Auch in „Der Schmerz", dem Hauptorgan unserer Fachgesellschaft, der Deutschen Schmerzgesellschaft, findet sich kein einziges Mal etwas zum Schmerz bei Lipödem. Professor Brenner, Facharzt für Anatomie, legte in seinem Text „Wie kommt der Schmerz ins Lipödem?" 2017 dar, dass der Schmerz bisher nicht genügend untersucht wurde, obwohl er Kriterium für die Diagnose Lipödem ist.

Trotz hoher Bedeutung wissen viele Frauen viel zu wenig darüber: Das Thema erfährt viel zu wenig Beachtung. Oft nehmen die Patientinnen den Schmerz klaglos hin, vermutlich da er schon immer dazu gehört und mit Scham verbunden ist.

Dabei gilt auch für das Lipödem: Wenn ein Schmerzzustand über längere Zeit anhält und wichtige Lebensbereiche beeinträchtigt – wie das berufliche Leben, soziale Interaktionen, das Erfüllen von Rollen –, dann handelt es sich um eine chronische Schmerzstörung. Ein chronischer Schmerzzustand, der die Betroffenen in ihrer Funktionalität und Lebensqualität deutlich einschränkt, gilt als eigene Erkrankung und ist in der Schmerzmedizin richtig.

Wenn sich eine Patientin mit Lipödem in einem Schmerzzentrum melden würde, würde Folgendes geschehen. Von medizinischer Seite betrachten wir immer zunächst die körperliche Komponente. Liegen Entzündungen vor, Nervenschmerzen oder beides? Psychologen und Bewegungstherapeuten beurteilen die Situation aus ihrem Blickwinkel. Stufenweise und je nach Situation der Patientin wird ein individueller Plan erstellt. Häufig dürfte eine multimodale Schmerztherapie indiziert sein, eine vielseitige Therapie der Schmerzkrankheit mit verschiedenen Bausteinen aus Medizin, Schmerzpsychologie und Bewegungstherapie.

Im Bereich der Bewegungstherapie zum Beispiel geht es in einem ersten Schritt um Körperwahrnehmung und Aktivierung. Wir erhöhen die Beweglichkeit, bieten Funktionstraining an, setzen auf Aktivierung. Ich gehe davon aus, dass Lipödem-Patientinnen, bei denen die Mobilität eingeschränkt ist, davon sogar noch mehr profitieren können als Patientinnen, die beweglich sind. Die multimodale Schmerztherapie wird selten ambulant, meist stationär oder in Tageskliniken angeboten. Sie dauert zwischen 2 und 5 Wochen und ist insbesondere dann angezeigt, wenn andere Therapiemethoden zur Schmerzlinderung nicht existieren oder ausgereizt sind. Beim Lipödem ist dies sicherlich häufig der Fall.

Wenn wir von chronischer Schmerzkrankheit sprechen, weitet sich die Beeinträchtigung immer mehr aus und vereinnahmt immer mehr Lebensbereiche. Dabei ist es unerheblich, ob am Anfang ein Bandscheibenvorfall, Kopfschmerzen oder das Lipödem stehen. Die Betroffenen kreisen gedanklich um den Schmerz, nichts anderes lässt sich mehr denken, sie suchen (scheinbare) Lösungen. Dabei verknüpfen sie den Schmerz ausschließlich mit negativen Emotionen. Traurigkeit, Hoffnungslosigkeit und Ängste stehen im Vordergrund. Diese Ängste und die nicht bekannten Zusammenhänge führen zu Angstvermeidungsverhalten und der Vorstellung: Wenn ich mich nicht bewege, wird es besser werden! Das wiederum führt zu noch mehr Inaktivität: Abnahme von Muskelkraft und -masse und langfristig zu Gewichtszunahme. Ein Teufelskreis, der zu sozialem Rückzug führt und häufig dazu, die berufliche Rolle nicht mehr ausfüllen zu können: Der Schmerz wird zum Lebens-

inhalt. Wir haben viele der Mechanismen der Entstehung einer chronischen Schmerzerkrankung verstanden und können heutzutage entsprechend gute Therapien anbieten.

Das moderne Schmerzverständnis orientiert sich am „biopsychosozialen Schmerzmodell" – entsprechend muss Schmerztherapie, wenn sie erfolgreich sein will, immer diese 3 Ebenen mit einbeziehen. Neben den körperlichen Faktoren müssen insbesondere psychosoziale Aspekte mitbeurteilt und in alle Überlegungen einbezogen werden, denn Risikofaktoren für Chronifizierung sind meist psychosozialer Natur und drehen sich letztlich um die Frage: Wie geht die Patientin mit dem Schmerz um? Schmerztherapie bleibt Stückwerk, sei sie noch so aufwendig und teuer, wenn man nicht alle Ebenen berücksichtigt.

In der Schmerztherapie spielen eine empathische Haltung und individuelles Vorgehen eine große Rolle. Ohne die Patientin im Boot gibt es keinen Fortschritt. Mehrere Berufsgruppen sind hier involviert: Psychologie, Bewegungstherapie (Sporttherapie, Ergotherapie, Physiotherapie), optimalerweise ergänzt durch Sozialberatung, Kunsttherapie, Feldenkrais, Ernährungsberatung. Zuallererst geht es darum zu vermitteln, was Schmerz bzw. eine chronische Schmerzkrankheit eigentlich ist. Darüber hinaus kommen Defokussierung, Entspannungsverfahren, Belastung und Entlastung, gezieltes Pausieren und Reaktivieren zum Einsatz. Dies ist auch ein sinnvolles Vorgehen für Lipödem-Patientinnen, einer Gruppe von Menschen, die meist schon lange chronisch betroffen sind, mit sehr unterschiedlichen Graden der Beeinträchtigung.

Auch soziales Kompetenztraining spielt eine große Rolle. Vielen fällt es schon schwer, zu sagen: „Nehmen Sie es bitte nicht persönlich, aber ich möchte mich während des Gesprächs ein wenig bewegen." Solche Sätze können aber unglaublich hilfreich sein. Das Ziel ist es, zu lernen, durch schrittweise Einstellungs- und Verhaltensänderungen an sich selbst zu arbeiten. Dabei geht es auch darum, dass das Umfeld mitziehen muss. Wenn die Mutter von nun an um halb 7 spazieren geht, muss sich das Kind vielleicht das Brot selbst schmieren – auch das Umfeld braucht Zeit und Information.

Auch wenn der Schmerz eine primär körperliche Ursache hat, wir wissen heute: Chronifizierung von Schmerz ist immer psychosozialer Natur. Der Philosoph Spinoza sagt dazu: „Schmerz ist lokalisierte Sorge." Hier spielt auch eine Rolle, wie in der Gesellschaft mit Leid umgegangen wird. Wie gehen wir mit Krankheit und Behinderung um? Aus der Abwertung von eingeschränkter Leistungsfähigkeit, Krankheit und Angst resultiert seelisches Leid, das sich nicht selten seinen Ausdruck im Körperlichen sucht. Ein mitfühlender und respektvoller Umgang einer Gesellschaft mit kranken Menschen kann zu einer Minderung des Leids beitragen.

12. Begleiterkrankungen behandeln

Neben den Schmerzen gibt es auch noch weitere Erkrankungen, die häufig mit dem Lipödem einhergehen. Manchmal liegen sie in unseren Verhaltens- und Wahrnehmungsweisen begründet, die wir aufgrund des Lipödems übernehmen. Teilweise sind sie auch schlicht dem zusätzlichen Gewicht der Beine zuzuordnen. Andere können auch Hinweise auf die Ursachen des Lipödems geben.

Lipödem & orthopädische Probleme

Wer beim Laufen spürt, dass die Oberschenkel sich berühren und stetig aneinanderreiben, wird vermutlich nach und nach beginnen, seinen Gang so anzupassen, dass dies nicht mehr passiert. Wir spreizen die Beine etwas weiter ab, drehen die Füße etwas weiter nach außen und schieben die Hüfte etwas mehr nach vorne, als es natürlich wäre. Und schon schauen wir dem nächsten Problem ins Auge: einer Störung des Gangbildes. Die Fehlhaltung und das Beingewicht können zur Gelenkabnutzung an Knien oder Hüften führen, was bei den Betroffenen zu mehrfachen Operationen, zu Arbeitsunfähigkeit und auch zu Frühverrentung führen kann.

Auch der Rücken kann stark betroffen sein. Da unsere Körperform mit rundem Gesäß und ausladenden Schenkeln nicht einförmig ist, ist auch unsere Lage auf Matratzen nicht immer optimal, was zur Belastung der Wirbelsäule während der Schlafphase führen kann.

Ich habe zusätzlich auch noch eine Krümmung des 7. Halswirbels. Es liegt bei mir daran, dass ich jahrelang beim Sitzen so starke Schmerzen hatte, dass ich jegliche Schreibtischtätigkeiten liegend verrichtet habe. Egal ob auf dem Bett oder dem Fußboden: Immer lag ich, hatte den Laptop vor mir und führte eine sehr ungünstige Variante der Kobraposition aus dem Yoga durch: die Beine flach auf dem Boden liegend, den Oberkörper nach oben gerichtet.

Deutlich vor der Lipödem-Diagnose hatte ich bereits lange ein hohes Körpergewicht, kannte dafür ja keine Ursache und versuchte dennoch häufig, lange Strecken zu Fuß zu gehen. Dies führte einmal zu einem Ermüdungsbruch des Mittelfußes, auch Stressfraktur oder Marschfraktur genannt. Nun habe ich vermutlich schon lange Knick-, Senk- und Plattfüße und trage deswegen Einlagen.

Wer ein Lipödem hat *und* orthopädische Probleme, sollte Orthopäden*innen um Rat fragen, die den gesamten Bewegungsapparat ins Visier nehmen und auch dafür offen sind, ganzheitliche Fragen zu Haltung und Gewohnheiten zu beantworten. Passende Schuheinlagen, wie in meinem Fall, können viele Folgeerscheinungen verhindern oder mildern und Fehlstellungen korrigieren. Auch Physiotherapeuten*innen, die Lymphdrainagen durchführen, können sehr gute Anlaufstellen für Erstgespräche zur Orthopädie darstellen.

Orthopäden*innen, die häufig undiagnostizierte Lipödem-Patientinnen in ihren Praxen und Krankenhäusern sehen, sollten typische Anzeichen und Behandlungsansätze für Lipödem und Adipositas kennen und die Patientinnen an Spezialisten*innen überweisen. Zu häufig hören Lipödem-Patientinnen bei Orthopäden*innen: „Nehmen Sie ab!", erhalten aber keine weitere Hilfestellung.

Lipödem & Schilddrüsenerkrankungen

Auch zu diesem Thema gibt es sehr wenige ergiebige Studien. Dr. med. Slobodan Reba, Hannover, und Dr. med. Katrin Lossagk, München – Fachärzte*innen für plastische und ästhetische Chirurgie – haben allerdings eine auffällige Häufung von Lipödem-Patientinnen mit Schilddrüsenerkrankungen dokumentiert. Ihre Empfehlung: Lipödem-Patientinnen sollten regelmäßig ihre Schilddrüsenwerte überprüfen lassen.

Bei mir selbst wurde aufgrund von Schlaf- und Ruhelosigkeit beim Hausarzt ein Ultraschall der Schilddrüse durchgeführt. Und siehe da: Auch bei mir lag eine Schilddrüsenerkrankung vor. In meinem Fall handelte es sich um ein Autonomes Adenom – einen heißen Knoten, der unabhängig vom tatsächlichen Bedarf des Körpers Schilddrüsenhormone produziert. Seit der Entfernung des Knotens mit Strahlentherapie ist meine Schilddrüse nur noch sehr klein und muss dauerhaft beobachtet werden. Die häufigsten Schilddrüsenerkrankungen bei Lipödem-Patientinnen sind Schilddrüsenunterfunktion und Hashimoto-Thyreoiditis. Beide Erkrankungen wirken sich verlangsamend auf den Stoffwechsel aus und tragen so zu vermehrter Fetteinlagerung bei.

Lipödem & Schlafstörungen

Schlafprobleme gehen mit Lipödem häufig einher. Es kann vor allem schwierig sein, eine angenehme Schlafposition zu finden, wenn der Unterkörper voluminöser ist als der Oberkörper. Und wenn die Matratze die körperlichen Wölbungen nicht auszugleichen vermag. Zum anderen erschweren Beinschmerzen und Rastlosigkeit (Restless Legs) häufig den Schlaf. Gerade abends treten sie häufig auf, wenn die Beine vom Tag geschwollen sind. Und wenn der Körper zur Ruhe kommt.

Deshalb ist es wichtig, für das Schlafen gute Bedingungen zu schaffen: „Regelmäßigkeit ist das Wichtigste! Schlafe immer zur gleichen Uhrzeit, unter der Woche und am Wochenende“, sagt Prof. Dr. med. Matthew Walker, Neurowissenschaftler und Psychologe im Bereich Schlafforschung, der inzwischen mehr als 100 wissenschaftliche Studien veröffentlicht hat.

Viele weitere Faktoren können guten Schlaf beeinflussen: Im Allgemeinen sind dies eine angenehm kühle Raumtemperatur, eine passende Matratze und ein gutes Kissen. Für uns Menschen mit Lipödem kann es auch sinnvoll sein, auszuprobieren, ob mehr oder weniger Schlafkleidung am Unterkörper ein angenehmeres Körpergefühl bereitet. Oder ob ein Seitenschläferkissen entlastet. Auch ein Lattenrost mit verstellbarem Fußteil oder ein keilförmiges Venenkissen können Wunder bewirken. Bei manchen hilft auch das Beinhochlegen (mit Selbstlymphdrainage) vor dem Schlafengehen.

Für viele von uns beginnt insbesondere am Abend das Gedankenkarussell zu kreisen. Ob es krankheitsbezogene Sorgen sind oder solche, die (anscheinend) nichts mit dem Lipödem zu tun haben: Es gibt kaum etwas Unangenehmeres als Schlaflosigkeit. Seit Jahren leide ich darunter und versuche Wege zu finden, für einige Stunden ohne längere Unterbrechungen zur Ruhe zu kommen.

Auch wenn das Leben viele Sorgen mit sich bringt: Mir ist inzwischen klar, dass mein Gehirn viele Situationen ängstlicher und negativer betrachtet, wenn es dauerhaft Schmerz zu verarbeiten hat. Deshalb ist es so wichtig, dass meine Schmerzen erträglich sind und ich je nach Verfassung entweder die richtigen Medikamente oder eine besonders gute Gesundheitslage erreicht habe, in der ich keine benötige. Ich versuchte auch einige milde Schlafmittel: Hopfen und Baldrian halfen mir kaum, dafür schmeckten sie gruselig. Melatonin machte mich müde und half oft beim Einschlafen.

Die Standard-Kompressionsversorgung sollte nachts nicht getragen werden. Wenn Schmerzen besonders nachts stark sind, tagsüber in Kompression aber erträglich, wünschen sich viele Lipödem-Patientinnen eine Nachtkompression. Einzelne Hersteller bieten diese mittlerweile an. Die Krankenkassen genehmigen eine Übernahme derzeit nur zögerlich, wenn zum Beispiel gut begründet werden kann, dass nur mit dieser zusätzlichen Maßnahme der Erfolg der Behandlung gesichert ist.

13. Hormone bis Kinderwunsch

Hormonumstellungen sind bezüglich des Lipödem signifikante Phasen im Lebenslauf. Bei den meisten Patientinnen beginnt die Erkrankung während der Pubertät und verschlechtert sich während einer Schwangerschaft oder beginnt mit einer Schwangerschaft. In den Wechseljahren verstärkt sie sich teilweise. Auch die Einnahme und das zu plötzliche Absetzen der Pille werden häufig als Phasen der Verschlechterung oder des Ausbruchs der Erkrankung angegeben. Darüber hinaus kommt ungewollte Kinderlosigkeit häufig bei Lipödem-Patientinnen vor. Bei einer Umfrage des Klinikum rechts der Isar in München waren es 15 Prozent, die versucht hatten, Kinder zu bekommen und herausfanden, dass ihr Wunsch unerfüllt bleiben würde.

Die untersuchten Patientinnen wiesen insgesamt noch weitere Gemeinsamkeiten bezüglich hormoneller Probleme auf: Viele hatten eine Schilddrüsenunterfunktion, Hashimoto-Thyreoiditis (eine chronische Entzündung der Schilddrüse) oder einen Progesteronmangel. Eine beachtliche Anzahl brachte außerdem den Beginn des Lipödems mit der Einnahme der Antibabypille in Zusammenhang. Und fast die Hälfte hatte überdurchschnittliche starke Beschwerden oder Unregelmäßigkeiten während der Regelblutung. Reizbarkeit und Spannung in der Brust vor der Menstruation. Dann Schmerzen, die bis in die Beine zogen, Krämpfe, Migräne, Durchfall, Übelkeit, Erbrechen oder starken Schwindel.

Viele Lipödem-Patientinnen kennen solche zyklusbezogenen Beschwerden. Laut der Umfrage zur Lebensqualität bei Lipödem von Dr. med. Anna-Theresa Lipp, Ärztin am Klinikums rechts der Isar, sind es etwa 40 Prozent der fruchtbaren Frauen, die über solche Beschwerden klagen.

Wer Ödemneigung, Gewichtszunahme, Stimmungsschwankungen und Regelbeschwerden hat, sollte **bei einem*r Gynäkologen*in oder Endokrinologen*in durch einen Speicheltest das Verhältnis von Progesteron und Östrogen überprüfen lassen.** Unter Umständen liegt aufgrund eines Progesteronmangels eine Östrogendominanz vor, die für einige der Beschwerden verantwortlich sein kann oder diese verstärkt. Eine brandneue italienische Studie legt den Verdacht nahe, dass bei Lipödembetroffenen ein Gen vererbt wird, das die Verwertung von Progesteron im Körper erschwert. Nach ärztlicher Absprache kann eine Östrogendominanz durch die Verschreibung bioidentischen Progesterons abgemildert werden.

Ich selbst habe vor allem am ersten Tag der Regelblutung starke Beschwerden. Ich leide unter Schwindel, das Blut sackt mir in die Beine, mir wird schlecht, ich muss die Beine hochlegen, meine Unterschenkel kühlen und gleichzeitig den Unterbauch mit einer Wärmflasche wärmen. Erst durch Maßnahmen wie die beschriebene Ernährungsumstellung habe ich in diesem Bereich eine Besserung erfahren.

Schwangerschaft – eine persönliche Entscheidung

Obwohl ein Kinderwunsch, wenn er vorhanden ist, ein starker Urtrieb ist, dem man mit Abwägungen und Prognosen nicht viel entgegensetzen kann, erwägen viele Lipödem-Patientinnen freiwillig, kinderlos zu bleiben, um weiteres Fettwachstum und stärkere Schmerzen zu vermeiden. In Bezug auf eine Schwangerschaft kann kein*e Mediziner*in verlässlich prognostizieren, welche Intensität der Verschlimmerung zu erwarten ist. Allerdings gibt es auch klare Risikofaktoren: Die Hormone Progesteron und Östrogen, die in der Schwangerschaft vermehrt ausgeschüttet werden, sorgen für ein weicheres Bindegewebe. Das ist für Bauch und Gebärmutter sinnvoll, aber problematisch für vorbelastete Beine und Venen. Zweitens transportiert der Körper während der Schwangerschaft mehr Blut, um auch das Kind gut zu versorgen. Mehr Blut in den unteren Extremitäten bedeutet auch, dass mehr Lymphe ins Gewebe eintritt, insbesondere wenn die Venenpumpen aufgrund von eingeschränkter Bewegungsfähigkeit im letzten Trimester weniger Pumpleistung erbringen.

Auf der anderen Seite gibt es Berichte von Frauen, die ihre Schwangerschaft als völlig unproblematisch empfunden haben. Schwangerschaftskompression mit flexiblem Leibteil, gesunde Ernährung und moderate Bewegung sind in dieser Phase hilfreich. Ob Lymphdrainage weiterhin möglich ist, muss ärztlich und bei der Physiotherapie abgeklärt werden. Meistens wird zumindest am Bauch eine Lymphpause eingelegt. Es bleibt eine sehr individuelle Entscheidung. Manche Frauen haben große Angst und sind unsicher, ob sie sich mit den Schmerzen und Beeinträchtigungen ihrer Erkrankung überhaupt gut um ein Kind kümmern können. Andere hadern sogar damit, ob sie das Risiko eingehen dürfen, das Lipödem zu vererben. Helfen kann uns bei dieser Entscheidung kaum jemand.

Social Freezing

Ein Kinderwunsch ist ein sehr privates Thema. Ich habe mich trotzdem entschieden, hier auch über meine eigene Situation zu schreiben. Vielleicht kann es dir ein wenig weiterhelfen. Das Lipödem begann bei mir, wie du schon weißt, in der Pubertät. Um es auszuhungern, rutschte ich in eine Magersucht und wog nur noch 40 kg. Meine Mangelernährung führte allerdings auch dazu, dass meine Monatsblutung ausblieb. Ein*e verantwortungsvolle*r Gynäkologe hätte die darunter liegende Ursache finden und behandeln müssen. Mein damaliger Arzt verschrieb allerdings nur eine Behandlung mit einem „Hormonhammer“, wie er das nannte. Ich weiß bis heute nicht, um welches Medikament es sich dabei gehandelt hat. Ich nahm es ein, weil man es mir sagte. Und nahm infolgedessen in nur 3 Monaten 25 kg zu. Quasi ausschließlich am Unterkörper. Nun war das Lipödem – für eine 15-Jährige – stark ausgeprägt. Meine Monatsblutung setzte wieder ein.

Ob es an der Magersucht lag, der Hormongabe oder irgendetwas anderem: Später prognostizierte mir ein anderer Gynäkologe, dass ich es vermutlich schwer haben würde, schwanger zu werden, und dass er Social Freezing, das Einfrieren von Eizellen, empfehlen würde. Ich will hier keinen zu großen Bogen spannen, aber für mich war das der Punkt, an dem ich mich von meinem Kinderwunsch verabschiedete. Ich hatte schon vor einer regulären Schwangerschaft und deren hormonellen Auswirkungen auf meinen Körper Angst. Beim Social Freezing wird zusätzlich eine Hormonbehandlung durchgeführt, um die Eierstöcke vor der Entnahme von Eizellen zu stimulieren. Oft sind mehrere Behandlungszyklen notwendig. Meine Angst mag irrational sein, aber meine Kapazität, mich mit dem Thema zu beschäftigen, war erschöpft. Dennoch bin ich mittlerweile froh darüber, einen Punkt gefunden zu haben, an dem die Frage ein Ende fand. Heute lebe ich mit meiner Partnerin und ihren 3 Kindern zusammen.

Dr. med. Marion Heck, Gynäkologin

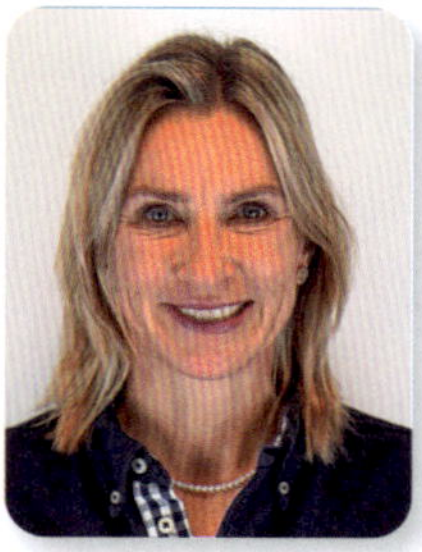

Seit 2002 bin ich Fachärztin für Gynäkologie und Geburtshilfe, seit 2013 führe ich Lipödem-Operationen in der LipoClinic Dr. Heck durch. Ich habe mich intensiv mit dem Lipödem aus gynäkologischer Sicht auseinandergesetzt.

Viele Patientinnen fragen: Wer ist eigentlich der Facharzt für das Lipödem? Ist es der Internist, der sich mit Fettzellen und Stoffwechsel auskennt? Der Phlebologe, der sich um die Gefäße kümmert? Der Hautarzt, den man wegen Fibrosen und knotiger Hautoberfläche aufsucht? Der Orthopäde, den man irgendwann wegen resultierender Gelenkschmerzen konsultiert? Der Schmerztherapeut, da die Schmerzen chronisch und lebensbeeinträchtigend sind? Der plastische Chirurg, der eine neue Körperform modelliert? Der Psychologe, der bei Angst, Versagensgefühlen oder Ernährungsstörungen unterstützt? Oder eben der Frauenarzt, der das Lipödem mit seinen hormonellen Hintergründen begleitet? Beim Gynäkologen sind bestenfalls alle Frauen ab der Pubertät in Behandlung. Zur Vorsorge sieht man sich alle 6 Monate wieder: Wir sollten also auf jeden Fall erkennen, wenn eine Frau ein Lipödem hat. So könnten wir dazu beitragen, dass Frauen frühzeitig die Diagnose erhalten.

Trotzdem fragen mich meine Kollegen oft: Was ist denn Lipödem? Auch noch heute findet sich in den universitären Examina für Ärzte keine einzige Prüfungsfrage zum Lipödem. Und auch Klinikärzte beschäftigen sich in der Regel nicht mit dem Lipödem. Viele Ärzte eröffnen dann irgendwann eine eigene Praxis. Ich muss ehrlich sagen: Auch ich gehöre eventuell zu denen, die in den ersten 2, 3 Jahren der Niederlassung den Frauen Unrecht getan haben. Erst durch meine Patientinnen erfuhr ich von der Erkrankung. Das Lipödem wird auch in keiner gynäkologischen Fachzeitschrift betrachtet.

Wenn Lipödem-Patientinnen von schmerzhaften und unregelmäßigen Perioden berichten, empfehlen wir ihnen Mönchspfeffer, denn dieser hat eine ausgleichende Wirkung. Viele Lipödem-Patientinnen haben außerdem Angst vor hormoneller Verhütung. Bekannt sind meist die Gestagenmonopräparate sowie die Östrogenpräparate mit Gelbkörperhormon. Diese sind teils zu Unrecht in Verruf geraten, dabei haben einige gute Nebenwirkungen. Trotzdem löst das Einnehmen oder auch Absetzen bei manchen Lipödem-Patientinnen Schübe aus. Einige Pillen enthalten Östrogen und Gestagen mit antimineralkortikoider Wirkung; sie schwemmen Wasser auch wieder aus. Solche Kombinationspräparate können auch Blutungen und Schmerzen verringern. Manche bekommen davon aber auch Kopfschmerzen, vermehrte Wassereinlagerungen. Insbesondere bei Risikofaktoren wie Übergewicht und Rauchen verschreiben wir diese Präparate nicht gerne.

Dann gibt es auch noch die östrogenfreie Spritze, auch Dreimonatsspritze genannt, und das Vaginalstäbchen, welches ebenfalls reine Gestagene enthält. Nicht alle Patientinnen möchten sich auf eine Spirale einlassen. Es muss zum Körpergefühl passen. Das beste Gefühl habe ich als Ärztin allerdings, wenn ich einer Lipödem-Patientin zu einer hormonfreien Spirale raten kann. Es gibt seit vielen Jahren die Kupferspirale, es gibt eine Goldkupferspirale, es gibt neuerdings einen Kupferball, der sich ebenso in die Gebärmutter hineinschiebt, und es gibt die Kupferkette. Mit Kupferbestandteilen in der Gebärmutter verhindern diese Produkte die Einnistung einer befruchteten Eizelle. Die Spiralen sind meines Erachtens das tollste Verhütungsmittel, das ich empfehlen kann, da Patientinnen bezogen auf das Lipödem keine zusätzlichen Belastungen zu befürchten haben. Entgegen der landläufigen Vorstellung können Spiralen auch bei jungen Frauen, die noch keine Kinder hatten, eingesetzt werden. Es gibt sie in unterschiedlichen Größen, die für die verschiedenen Lebensabschnitte und Gebärmuttergrößen geeignet sind. Ungünstig ist eine Spirale nur für Frauen, die ohnehin schon sehr schmerzhafte Perioden haben oder die den Gedanken an eine Spirale sehr unangenehm finden.

Das Thema Schwangerschaft ist eigentlich ein sehr schönes Thema. Für die meisten Menschen ist es verbunden mit Verliebtsein, Familiengründung, positiven Bildern von der Vorstellung, ein Kind zu bekommen. Aber bei Lipödem-Patientinnen ist es oft mit Angst behaftet. Ganz ehrlich: Wenn Sie schwanger werden wollen, brauchen Sie die Achterbahnfahrt der Hormone. Ich sage manchmal: „Frauen sind dann Östrogenschiffe." Ihr Körper braucht das zum Schwangerschaftserhalt. Mit guter Bewegung, guter Ernährung und vor allem guter Kompression kann man günstige Bedingungen schaffen, aber Schübe nicht verhindern.

Nach der Geburt fallen die Hormone rasant in den Keller. Viele Patientinnen berichten: Danach „explodierten" die Arme und Beine. Dann kamen die Schmerzen. Wir wissen als Ärzte noch nicht genau, was da passiert.

In den Wechseljahren vollzieht sich die hormonelle Umstellung langsamer als bei Schwangerschaft und Geburt. Dennoch: Manche reagieren mit einem Schub, den wir mit Hormonersatztherapie vermutlich abmildern können. Im Klimakterium werden natürliche Hormone eingesetzt, die eine viel geringere Dosierung benötigen als die Antibabypille.

Wenn typische gynäkologische Erkrankungen, die hormonelle Behandlung benötigen (z. B. Endometriose und Polyzystische Ovarien), und Lipödem gleichzeitig auftreten, gilt es abzuwägen. Gemeinsam mit der Patientin besprechen wir, was das „Hauptproblem" ist. Wenn der Kinderwunsch oder die Milderung der Endometriose im Vordergrund stehen, tritt das Lipödem in den Hintergrund.

Es ist für uns Gynäkologen oft eine Herausforderung, Frauen mit Lipödem gut zu begleiten. Mein Fazit: Wir müssen früh operieren, damit wir nicht mehr so viel abwägen müssen, sondern einfach mit den gängigen hormonellen Methoden helfen können.

14. „Darfst" du in die Klinik?

Durch die zu erwartenden hohen Umfangs- und Einlagerungsverluste ist ein Klinikaufenthalt insbesondere unmittelbar nach der Diagnose Lipödem und vor dem Kauf der ersten Kompressionsversorgung sehr empfehlenswert, da schnell ein besserer Entstauungszustand erreicht werden kann. Trotzdem werden Klinikaufenhalte leider nur selten als Erstmaßnahmen verordnet. Einige Patientinnen gehen alle 2 Jahre zur Entstauung in die Klinik.

Je nach Krankheitsverlauf kann ein Klinikaufenthalt in einer Fachklinik für Lymphologie sehr sinnvoll sein. Dort werden vor allen Dingen tägliche Lymphdrainage und anschließende Wickelungen mit Schaumstoffbahnen und Bandagen durchgeführt. Mit den Bandagen geht es dann zum Bewegungsprogramm: etwa Arm- und Beingymnastik, Aerobic, Wandern und Laufbandtraining werden angeboten. Ich habe 2016 3 Wochen in der Földiklinik in Hinterzarten verbracht und dort pro Bein etwa 400 ml Flüssigkeit verloren.

Gegen Ende einer Klinikbehandlung wird wieder vermessen und neue Strümpfe werden in Auftrag gegeben. Die größten Unterschiede in den verschiedenen Kliniken liegen meiner Recherche nach darin, ob im eigenen Haus auch Operationen des Lipödems durchgeführt werden und ob beispielsweise Psychotherapie begleitend angeboten wird. Bei der Auswahl sollte man auf den Begriff „Fachklinik für Lymphologie" achten, da sich diese schwerpunktmäßig mit dem Lymphsystem befassen und Entstauungstherapie durchführen. Dazu gehören zweimal täglich manuelle Lymphdrainage (MLD) mit anschließender Bandagierung, physiotherapeutische und gymnastische Angebote, medikamentöse Therapie, Psychotherapie, Notfallversorgung und Unterricht für eine geeignete Lebensweise.

Die Bandagierung war für mich zunächst besonders unangenehm. Nach der Lymphdrainage wird jedes Bein in einen lockeren Baumwollstrumpf gepackt, dann mit dickem Schaumstoff umhüllt und mit circa 30 dicken Verbandsrollen fixiert. Anschließend läuft man breitbeinig wie ein Sumoringer und fühlt sich auch entsprechend unförmig. Die Bandagen sollten so angebracht werden, dass sie keine Stauung verursachen. Sollten dennoch Schmerzen auftreten oder sogar Schwellungen, müssen sie abgewickelt werden. Wenn die Bandage richtig sitzt, ist Bewegung zwar eine Herausforderung, die Effekte sind allerdings auch beeindruckend: Schließlich ist es, als ob man jeden Tag erneut eine maßgeschneiderte starke Kompression erhalten würde.

Viele Frauen mit Lipödem zögern zunächst, ob sie einen stationären Aufenthalt verdienen: Sie sind sich bewusst, dass es Frauen gibt, denen es schlechter geht, und haben das Gefühl, sie dürften daher einen Klinikaufenthalt nicht wahrnehmen. Oft kommt diese Haltung daher, dass wir suggeriert bekommen haben, unsere Erkrankung sei nicht so schlimm. **Ein ehrlicher Blick auf eine Liste aller Symptome, die dich derzeit in deinem Leben einschränken, kann dir einen realistischen Eindruck dafür vermitteln, ob ein Klinikaufenthalt notwendig ist.** Wenn du Schmerzen und Schwellungen hast, Umfangszuwächse und große Sorgen, dann darfst du die Unterstützung in einer Klinik wirklich annehmen.

Eine gute Klinik auswählen

Für geeignet würde ich immer eine Klinik halten, die auch eine optimale Kompression anpasst, die sehr gute Lymphdrainagen anbietet sowie eine umfangreiche Anamnese mit Untersuchung von Hormonspiegeln und Blutwerten. Die Komorbiditäten – das Auftreten weiterer Erkrankungen zusätzlich zum Lipödem – mit beachtet, eine gesunde Ernährung anbietet und eine begleitende Psychotherapie. Zudem sollte individuell auf die jeweilige Patientin abgestimmt untersucht werden, ob eine Operation möglich, nötig und empfehlenswert ist.

Erkundige dich bei anderen Betroffenen oder in einer Lipödemberatung, welche Kliniken empfehlenswert sind und wo respektvoll mit Patientinnen umgegangen wird. Nicht alle Kliniken sind heute noch so gut wie ihr früherer Ruf, was unsere Erkrankung anbelangt.

15. Operationen – Chance auf Heilung?

Das Lipödem kann operativ behandelt werden. Und manche sagen, es sei die einzige Chance auf dauerhafte Heilung. Es wird dabei eine spezialisierte Form des Fettabsaugens, im Fachjargon: der Liposuktion, angewandt. Zunächst finde ich es wichtig zu erwähnen, dass die Operationen aber keine Fettabsaugungen im klassischen Sinne sind. Bei Fettabsaugungen aus rein ästhetischen Gründen werden andere Absaugtechniken angewendet, die unsere Lymphbahnen beschädigen könnten. Das könnte bei uns die Gefahr der Entstehung eines Lipo-Lymphödems stark erhöhen. Dabei handelt es sich um eine zusätzliche Schädigung des Lymphsystems, welche zur Verhärtung des Gewebes und zu eiweißreichen Flüssigkeitsansammlungen führt. Es entstehen Entzündungen und krankhafte Veränderungen der Lymphgefäße.

Beim Lipödem sind also spezialisierte Liposuktionen angebracht, in denen die Saugkanülen parallel zu den Lymphbahnen eingeführt werden, welche die Lymphbahnen nicht beschädigen sollen und gezielt die krankhaften Lipödem-Fettzellen und Fibrosen – das sind die knubbelige Gewebsverdickungen im Lipödemfett – entfernen. So ebenmäßig und schön wie bei einer Schönheitsoperation wird das Ergebnis daher meistens nicht. Ich habe bisher die Erfahrung gemacht, dass Fachleute, die konventionelle Behandlungen anbieten, von den Operationen oft abraten. Demgegenüber werden sie von Ärzten*innen, die selbst operieren, nachdrücklich angeraten. Demnach scheint eine OP die einzige Chance auf Überwindung des Lipödems darzustellen, da die entnommenen Fettzellen nicht nachwachsen sollen. Im besten Falle wird anschließend auch keine Kompression oder Lymphdrainage mehr gebraucht. Schätzungen zufolge könnte dies für circa jede 4. Patientin der Fall sein. Tatsächlich gibt es einige Vorher-Nachher-Fotos von Frauen, die nach der Operation schlanke Beine und straffe Haut hatten oder haben. Andere Erfahrungsberichte zeugen allerdings auch von weniger geglückten Operationen, von großen Schmerzen unmittelbar danach und von Verschlimmerungen der Situation.

Ein Eingriff kann helfen

Ich selbst habe mich bei einem Arzt beraten lassen, der spezialisierte Operationen für Lipödeme anbietet und auf mich auch einen sehr vertrauenerweckenden Eindruck machte. Er machte eine gründliche Anamnese meiner Krankheitsgeschichte, untersuchte mich durch Ansehen, Fotografieren und Tasten. Er zeigte dabei viel Respekt vor meinem Körper. Bei jeder neuen Körperstelle, die er untersuchen musste, fragte er, ob ich mit der Berührung einverstanden sei. Er sprach mit viel Verständnis für die Situation von Menschen, die an einem Lipödem leiden. Er sagte auch ehrlich, dass die Operation in meinem Fall nur geringe ästhetische Verbesserung bringen würde. Dass aber durchaus eine Linderung der Schmerzen und eine Verbesserung des Flüssigkeitsabtransports zu erwarten sei.

Inzwischen ist mehrfach wissenschaftlich belegt, dass das Lipödemfett generell von den Fettmassen etwa eines normalen Übergewichts bzw. der Fettleibigkeit (Adipositas) eindeutig unterschieden werden kann. Forschungen verschiedener medizinischer Fakultäten beispielsweise in Texas und Arizona bestätigen diese unterschiedlichen Fettarten. In den Untersuchungen zeigte sich: Lipödemfett enthält Flüssigkeit und Verhärtungen, krankhafte Gewebsvermehrungen zwischen den Zellen, vergrößerte Fresszellen des Immunsystems, vergrößerte Fettzellen, Interleukine, Cytokine und andere Entzündungszeichen, die in gesundem Fettgewebe nicht enthalten sind.

Mein Arzt erklärte mir: „Ich führe schon seit Jahrzehnten Operationen durch. Auch als wir noch nicht wussten, was genau dahinter steckt: Mir sind schon lange zwei deutlich unterschiedliche ‚Fettarten' aufgefallen. Das Fett des Lipödems ist auch optisch anders als das Fett bei Übergewicht. Das Lipödemfett ist anders. Es verursacht Schmerzen. Entsprechend muss es auch anders behandelt werden als anderes Fett: Betroffenen, die eine operative Entfernung benötigen, darf diese nicht vorenthalten werden."

Leider ist unterm Strich in allen schriftlichen und bindenden Unterlagen und Informationen, die ich bisher zu Operationen gelesen habe, nur von „Kann"-Lösungen die Rede. Die Operation kann Flüssigkeitsansammlungen und die Neigung zu blauen Flecken verringern, sie kann die Häufigkeit von Lymphdrainage und des Tragens von Kompressionsstrümpfen reduzieren, sie kann das Gangbild verbessern und Schmerzen reduzieren oder beheben. Eine Wirksamkeit kann nicht garantiert werden, auch wenn es viele Ärzte*innen mündlich beteuern. Insbesondere diese Aussage ließ mich bisher von einer Operation absehen.

Im März 2023 bestätigte der Bundesfinanzhof nach gründlicher Recherche wissenschaftlicher Studien und intensiver Fachberatung: Die Liposuktion bei Lipödem stellt keinen kosmetischen Eingriff dar, sondern dient der Linderung der durch die Erkrankung verursachten Beschwerden. Sie ist eine „medizinisch indizierte, etablierte und risikoarme Methode zur Verbesserung von Spontanschmerz, Druckschmerz, Ödem- und Hämatomneigung sowie eine medizinische Maßnahme zur Reduktion des Risikos für weitere Komplikationen". Die Aussage, es handele sich um eine „wissenschaftlich nicht anerkannte Behandlungsmethode" ist nicht zutreffend. Die Richter begründeten dies mit den in der medizinischen Fachpresse veröffentlichten Beiträgen, der S1-Leitlinie Lipödem der Arbeitsgemeinschaft der Wissenschaftlichen Medizinischen Fachgesellschaften e. V. und den Einschätzungen des Gemeinsamen Bundesausschuss (G-BA), der die Richtlinien für die Krankenkassen entwickelt, sowie der Bundesärztekammer, die die symptomlindernde Wirkung und die Wirksamkeit der Liposuktion bei Lipödem bestätigen.

Mehrere Sitzungen sind die Regel

Meinem Arzt stellte ich mich nach der Reduktion des Lipödems durch 6 Jahre konsequentes Tragen der Kompression, regelmäßige Lymphdrainagen und Umstellung der Ernährung vor. Ich hatte seit der Diagnose 35 kg Gewicht verloren, die Schmerzen deutlich reduziert und die Beweglichkeit erhöht. Meine Situation war allerdings durchaus noch so, dass ich täglich Schmerzen hatte und auch schon kleine Sünden, wie das Herumlaufen ohne Kompression oder zu langes Sitzen, sofort mit Flüssigkeitseinlagerungen bestraft wurden.

Auch bei nur noch 60 kg Körpergewicht sieht man mir das Lipödem – vor allem ohne Kleidung – durchaus noch an. Unterhalb der Hüfte ist mein Körper deutlich schwerer, delliger und geschwollener als oberhalb. Wenn ich zunehme, sind die Oberschenkel und oberen Unterschenkel die ersten Stellen, die rund werden. Obwohl ich auch zu dem damaligen Zeitpunkt sicher eine der leichteren Lipödem-Patientinnen war, empfahl mein Arzt 3 Operationen, eventuell 4. Zunächst sollten die Innenseiten beider Oberschenkel operiert werden, dann die Außenseiten und schließlich die Unterschenkel. Die Arme müsste man wohl auch einplanen, da dort sonst schnell mit einer Verschlechterung zu rechnen wäre. Andere Lipödem-Patientinnen, mit denen ich gesprochen habe, benötigten sogar 5 bis 10 Operationen und je nach Körpergewicht und Lipödem-Stadium deutlich mehr. Kaum eine Patientin wird alle diese Operationen innerhalb kürzester Zeit wahrnehmen. Es ist ein langjähriger und harter Weg, sicher keine „einfache Lösung". Und Heilung ist sicherlich nicht garantiert. Dennoch stellen Operationen – in Kombination mit allen Möglichkeiten von nichtinvasiven Behandlung und Selbstfürsorge – die besten Teilheilungschancen für Betroffene dar. Das bestätigt sogar das Finanzgericht Sachsen: Bei der Liposuktion bei Lipödem handele es sich nicht um eine Schönheitsoperation, sondern um eine medizinisch indizierte Therapie.

Viele benötigen auch danach weiterhin Kompressionsversorgung und Lymphdrainagen.

In den letzten Jahren wird unter Betroffenen die optimale Absaugmenge häufig diskutiert. Ist es nun sinnvoller, wenige Operationen mit vielen entfernten Litern Fett durchzuführen oder viele mit kleinen Mengen? Gelegentlich vertreten Ärzte oder deren Anhänger klare Linien: So heißt es pauschal: „10 Prozent des Körpergewichts", „nie mehr als vier Liter" oder „immer alles restlos absaugen". Dr. Birgit Jungehülsing und Dr. Frank Labschies, die seit vielen Jahren chirurgische Eingriffe vornehmen, sehen es differenzierter: „Die Absaugmenge bei Lipödemoperationen ist hochindividuell. Das betrifft auch die zu behandelnde Gesamtfläche, insbesondere bei der Integration mehrerer Körperstellen. Ziel jeder Operation muss sein, innerhalb der sicheren Grenzen das individuell bestmögliche Ergebnis zu erreichen. Die Bestimmungen der Limits sind komplex und in ihrer Gesamtheit niemals zwischen zwei Patientinnen zu vergleichen. Zu unterschiedlich sind die individuellen Gewebesituationen und Kreislaufkompensationsmechanismen. Es bedarf daher sehr viel Erfahrung, das Machbare zu vermitteln und dann in der Operation auch zu erreichen. Aussagen wie „10 Prozent vom Körpergewicht“ oder „bis zu 4 Liter“ sind deshalb unserer Erfahrung nach nicht zielführend.”

Liposuktion für alle?

Während ich diese Zeilen schrieb, waren zunächst erstmals Forderungen nach flächendeckender Übernahme von Kosten für Lipödem-Operationen als Schlagzeile und politische Forderung durch den Gesundheitsminister im Gespräch. Was tapfere Lipödem-Aktivistinnen und engagierte Ärzte*innen seit Jahren zu erkämpfen versuchen, könnte bald Wirklichkeit werden. Für die Krankenkassen könnte dies unterm Strich eine finanzielle Erleichterung bedeuten: Wenn Operationen mehr Aussicht auf eine dauerhafte Lösung versprechen als lebenslange Kompressionsversorgung und Lymphdrainage, dann sollte diese Behandlungsmethode für alle finanziert werden, die sie benötigen und bei denen keine medizinischen Gründe dagegensprechen. Zwischenzeitlich zeigte sich: Die Überschriften suggerierten zu viel. Für Patientinnen im Stadium 3 sollen allerdings bis 31. Dezember 2024 Liposuktionen übernommen werden. Bedingung dafür ist, dass die konservative Therapie die Beschwerden nicht gelindert hat und ein BMI von unter 35 vorliegt.

Bei einem BMI zwischen 35 und 40 soll zunächst eine Adipositasbehandlung stattfinden. Ab einem BMI von 40 soll keine Operation durchgeführt werden, obwohl gerade diese Patientinnen oft besonders dringend Hilfe benötigen und andere Maßnahmen oft ausgeschöpft sind.

Generell sollte sich jede Patientin gründlich über allgemeine Prognosen sowie eigene Voraussetzungen für eine Operation informieren. Es wird empfohlen, mindestens 2 Chirurgen*innen und eine*n nicht operierende*n Lipödem-Experten*in aufzusuchen, um sich selbst ein umfassendes Bild zu machen. Ich kann an dieser Stelle weder pauschal zuraten noch abraten. Ich habe mich über Jahre mit diesem Thema auseinandergesetzt und finde weiterhin unterschiedliche Einschätzungen zu den Prognosen, die von „für immer heilend“ bis „noch zu gefährlich“ reichen. Dennoch sollten Krankenkassen Operationen des Lipödems übernehmen, wenn geschulte Ärzte*innen diese für indiziert halten. Auch wenn einer Patientin dadurch nur für einige Jahre eine Schmerzentlastung zukommen kann, ist das ein valider Grund, ihr diese Hilfe zu gewähren.

Wo du dich informieren kannst

In Lipödem-Foren, -Vereinen und -Gruppen geben andere Betroffenen gerne Auskunft über ihre Erfahrungen mit Operationen und bestimmten Ärzten*innen. Das stellt für alle, die eine Operation für sich als Option sehen, eine gute, informative Anlaufstelle im Vorfeld dar. Ich persönlich muss – auch vor dem Hintergrund des bisherigen wissenschaftlichen Kenntnisstandes – zugeben: Ich habe riesige Angst vor einer Serie von Operationen, die beschwerlich sind, ein Risiko haben und am Ende wahrscheinlich nicht genügen. 3 Operationen der Beine: Alleine das bedeutet vermutlich viele Monate starke Schmerzen und Wundheilung.

Anschließend ist es nicht unwahrscheinlich, dass die unoperierten Arme oder andere Körperstellen immer dicker, schmerzhafter und empfindlicher werden und ebenfalls eine Operation benötigen. Und möglicherweise benötigen die operierten Stellen auch weiterhin die gesamte Palette an Behandlungen. Für mich selbst habe ich deshalb bisher entschieden, unoperiert zu bleiben. Allerdings könnte es sein, dass ich diese Entscheidung eines Tages revidiere. Denn die Hoffnung auf teilweise Heilung ist natürlich enorm verlockend.

Was hilft vor und nach der Operation?

Wer sich zu einer Operation entscheidet, hat zunächst eine Erstberatung und Untersuchung. Hierzu bringt man am besten alle bisherigen medizinischen Unterlagen mit, die relevant sein könnten. Welche sonstigen Erkrankungen liegen vor? Welche Medikamente werden eingenommen? Gab es bereits Operationen? Sind Herz und Kreislauf stabil? Hat der*die Hausarzt*ärztin ein Blutbild gemacht? Sind Unverträglichkeiten gegenüber Narkosemitteln bekannt? Es sollte selbstverständlich sein, aber da es sehr wichtig ist, formuliere ich es ganz klar: Sich selbst und den Ärzten*innen gegenüber sollte man absolut ehrlich sein, was Vorerkrankungen angeht. Auch wenn dadurch eine Operation nicht möglich werden sollte.

Unmittelbare Vorbereitung

Die beste Vorbereitung ist ein möglichst guter Gesundheitszustand. Auch ist es zuträglich – und meist Bedingung –, im Vorhinein konsequent Kompression zu tragen, sich häufig moderat sportlich zu bewegen, nährstoffreiche Lebensmittel zu sich zu nehmen und regelmäßige Lymphdrainagen wahrzunehmen. Wenn das Gewebe bereits gut entstaut ist, bietet dies gute Voraussetzungen für die Operation.

Weiterhin bestimmen die Fachleute die Menge an benötigten Antibiotika, die einer Wundrose vorbeugen sollen. Ebenso die Menge an Beruhigungsmitteln oder eine Thromboseprophylaxe. Keines dieser Mittel sollte in Eigenregie ohne ärztliche Absprache eingenommen werden. Eventuell wird man anmerken, dass in der Woche vor der Operation keine blutverdünnenden Mittel eingenommen werden sollen oder dass du am Operationstag nüchtern anreisen solltest.

Eine Operation dauert etwa 2 bis 5 Stunden, da sie sehr schonend durchgeführt werden muss. Beim TLA-Verfahren wird zunächst eine Lösung in die betroffene Stelle gespritzt, die das Fettgewebe auflöst und lokal betäubt. Beim WAL-Verfahren wird mit weniger Betäubungslösung gearbeitet. Deswegen wird hier auch in vielen Praxen eine Vollnarkose eingesetzt. Bei einem typischen Verlauf werden dabei 3 bis 5 Liter Fettgewebe entfernt. Beim PAL-Verfahren kommt eine vibrierende Kanüle zum Einsatz. Die Kosten belaufen sich pro Operation meist um 5.000 Euro. Wenn die Patientin eine Teilnarkose hat, spürt sie kleine Stiche und Druck. Sie kann dann zum Beispiel auch durch Umlegen des Beins nach ärztlicher Anweisung am Gelingen der Operation mitwirken.

Nach der Operation

Üblich ist es, eine Nacht lang im Krankenhaus zu bleiben, sich am nächsten Tag abholen zu lassen und anschließend etwa 10 bis 14 Tage zu Hause für eine schonende Erstheilung einzuplanen. Bei einigen Patientinnen wird diese Erstheilungszeit auch verlängert. Es ist also realistisch, mit 3 Wochen Abwesenheit vom Arbeitsplatz zu rechnen. Schmerzmediziner empfehlen, beim behandelnden Arzt eine passende Schmerzmittelversorgung anzusprechen und verordnete Medikamente auch wirklich einzunehmen, anstatt Schmerzen zu ertragen. Nach der Operation erhält man üblicherweise eine spezielle Kompressionswäsche, eine Art Mieder, das über mehrere

Wochen Tag und Nacht getragen und nur zur Körperpflege abgelegt wird. Die Einstichstellen werden bei der Operation üblicherweise nicht vernäht, sodass die Flüssigkeit in den folgenden 3 bis 10 Tagen noch ablaufen kann.

In den ersten Tagen sollte man sich ausruhen, die Beine hochlegen, nach und nach aber durchaus leichte Alltagsbewegungen durchführen. Der Kreislauf kann gerade zu Beginn noch stark beeinträchtigt sein. Genügend zu trinken, ist in dieser Zeit besonders wichtig. Vitaminreiche, eisenreiche Ernährung mit viel Obst und Gemüse unterstützt den Heilungsprozess. Auch Lymphdrainage ist nach der Operation schon in den ersten 2 Wochen wieder möglich und wird zur Unterstützung der Heilung empfohlen.

Viele Patientinnen behandeln in dieser Zeit Schwellungen und Blutergüsse mit Arnikasalbe, Feuchtigkeitscreme und Körperölen. Die Blutergüsse sollten nach etwa 4 Wochen verschwunden sein. So lange sollte man auch voraussichtlich auf starke Hitze durch Sonnenbad, Solarium oder Sauna verzichten. Die Schmerzen während dieser ersten Heilungsphase werden meist mit sehr starkem Muskelkater verglichen. Viele Betroffene, die sich für eine Operation entschieden haben, finden diese Formulierung allerdings zu schwach. Sie berichten auch von extrem starken Schmerzen und einem Gefühl „als würde die Haut abgezogen werden“. Einige Patientinnen berichten von post-operativen Depressionen oder mehrtägigem Weinen, das sie begleitet hat.

Zwischen zwei Operationen (an unterschiedlichen Körperstellen) sollten mindestens 4 bis 6 Wochen Zeit vergehen.

Dr. med. Birgit Jungehülsing, Dr. med. Johanna Steiner, Chirurginnen

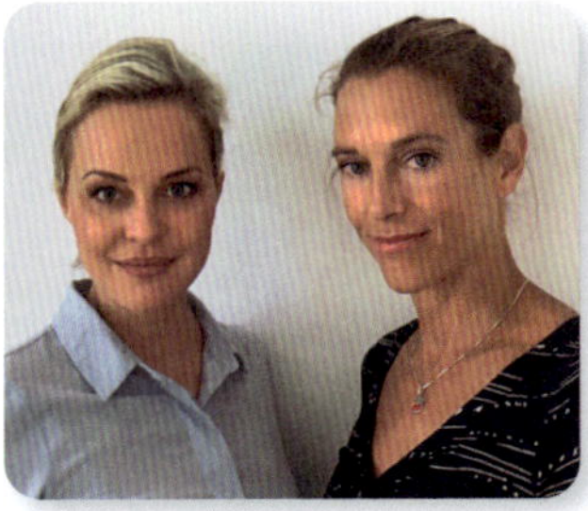

Als Fachärztinnen für plastische und rekonstruktive Chirurgie haben wir uns nach Abschluss der 12-jährigen Ausbildung auf das Thema Lipödem-Chirurgie spezialisiert. Unser Zugang zu dieser Form der Behandlung des Lipödems war jeweils über ein berufliches Zusammentreffen mit Dr. Labschies entstanden. Dabei haben wir sehr schnell bemerkt, dass diese Form der Behandlung es uns ermöglicht, Lipödem-Patientinnen endlich Schmerzfreiheit, mehr Beweglichkeit und eine neue Körperform zu geben. Diese Art zu arbeiten bereitet viel Freude und ist unglaublich erfüllend. Es lohnt sich, morgens dafür aufzustehen!

Wir operieren mit dem WAL-System. Dabei wird das Fettgewebe mithilfe eines fächerförmigen, feinen Wasserstrahls mit geringem Kraftaufwand und wenig Nebenwirkungen aus dem betroffenen Areal herausgelöst und gleichzeitig abgesaugt. Die Technik ist interessant und anspruchsvoll. Sie unterscheidet sich deutlich von einer ästhetischen Absaugung. Man muss mit viel Vorsicht agieren.

Um die mehrstündigen Eingriffe durchführen zu können, bedarf es von Seiten des Operateurs optimale körperliche Voraussetzungen, die sowohl Ausdauer als auch hohe Konzentrationsfähigkeit bedeuten. Daher trainieren wir in unserer Freizeit sowohl das eine als auch das andere beispielsweise durch Sport.

Weibliche Chirurgen unterscheiden sich nicht von ihren männlichen Kollegen, was Technik anbelangt, viele Patientinnen fühlen sich jedoch gerade bei einer Frau besonders wohl. Gerne nehmen wir uns ausreichend Zeit, um wichtige Fragen, zum Beispiel, ob ein Kinderwunsch und eine Lipödem-Operation zu vereinbaren sind, zu klären.

Patientinnen, die einen Chirurgen auswählen, sollten fragen oder recherchieren, ob dieser regelmäßig Lipödeme operiert, viel Erfahrung hat und das Thema versteht. Sie können fragen, wie sich ihr Körper nach der Operation entwickeln kann, wie viel ungefähr abgesaugt wird, ob auch Erfahrung für verschiedene Regionen besteht: Oberschenkel, Unterschenkel, Arme, aber auch Kinn und Bauch: Ja, auch da kann Lipödemfett sitzen. Sie sollten beim Vorgespräch das Gefühl haben, verstanden zu werden und ihre individuelle Situation besprechen zu können: Manche haben starke Schmerzen, kaum Volumenzunahme, bei anderen ist es umgekehrt.

Für uns ist die wasserstrahlassistierte Liposuktion eine gute Technik, weil das Verfahren sehr schonend ist. Die Tumeszenzlösung wird durch eine Kanüle in den Körper eingebracht und bereitet das Fettgewebe vor: Die kleinen Gefäße ziehen sich zusammen, werden weniger verletzlich. Man muss das Gewebe nicht extrem aufblähen, sondern man kann die Konturen noch gut erkennen. So sieht man, welche Schichten man schon bearbeitet hat. Das ist ein Vorteil gegenüber der WET-Lösung, die ebenfalls zur Liposuktion eingesetzt wird (auch TLA, Tumeszenz-Lokalanästhesie). Bei dieser wird viel Flüssigkeit ins Gewebe eingelassen. Es gibt lange Einwirkzeiten. Bei der WAL ist die Operationszeit kürzer. Letztendlich ist allerdings das Wichtigste bei der Operationsmethode, dass der Operateur sich mit seiner Methode sehr gut auskennt.

Wir empfehlen Patientinnen, mindestens 4 Wochen vor der Operation Flachstrickkompression zu tragen. Es ist eine Bedingung für die Operation, da das Gewebe entstaut wird. Auch Lymphdrainagen und regelmäßiges Schwimmen empfehlen wir vor der Operation mit Nachdruck: Überschüssige Flüssigkeit wird ausgeschwemmt, der Allgemeinzustand verbessert sich. Dadurch entstehen optimale Bedingungen für die OP. Die Flachstrickversorgung wird auch nach der Operation getragen. Die Flachstrickhose bzw. -weste wird direkt noch im Operationssaal angezogen. Die Patientin läuft von dort ins Zimmer. Von nun an wird die Kompression 6 Wochen lang konsequent getragen, nur für Lymph-

drainagen und Körperpflege ausgezogen. Die Flackstrickkompression gibt den Patientinnen Halt und Stabilität. Maßgefertige Kompressionskleidung ist die beste Versorgung nach der Operation, dies gilt auch im Bereich der Arme.

Dr. med. Anna-Theresa Lipp, Chirurgin und Wissenschaftlerin

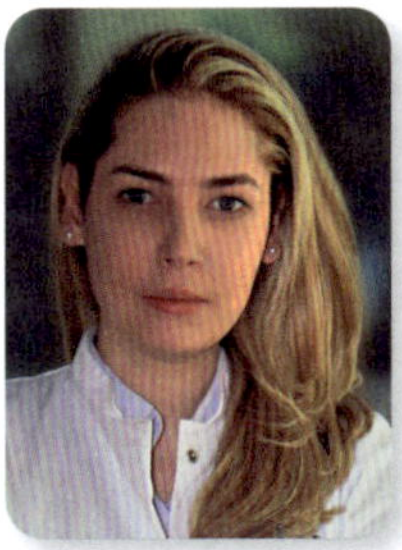

Ich bin Ärztin für ästhetisch-plastische Chirurgie am Klinikum rechts der Isar und eine der weltweit führenden Forscherinnen zum Krankheitsbild Lipödem. Ich hatte auch selbst ein Lipödem. Mittlerweile hatte ich allerdings 3 Operationen und eine Korrekturoperation und bin seit deren Verheilung beschwerdefrei. Ich war bereits im dritten Jahr meiner Ausbildung zur Assistenzärztin, als die Diagnose gestellt wurde, und es kostete mich damals viel Mut, mich vor anderen Ärzten zu outen. Ich wusste, dass viele Ärztekollegen – auch viele plastische Chirurgen – Frauen mit Lipödem nicht ernst nehmen und sogar regelrecht verspotteten. Für viele waren es nur „dicke Weiber, die nicht abnehmen können". Solche Sätze hörte ich immer wieder.

Bei Kollegen mache ich die Erfahrungen, dass es in vielen Bereichen Vorbehalte gibt: Obwohl Zusammenhänge mit den Sexualhormonen, mit Schwangerschaft und hormonellen Verhütungsmitteln vorliegen, interessiert Gynäkologen das Lipödem bis auf wenige Ausnahmen nicht. Obwohl die Krankheit mit Depressionen und Schilddrüsenerkrankungen in Zusammenhang steht, forschen Psychologen, Psychiater und Endokrinologen erschreckend selten in diesem Bereich. Obwohl jede zehnte Frau betroffen ist und Lipödemfettzellen eindeutig anders sind als gesunde Fettzellen, leugnen viele Allgemeinmediziner die Existenz der Erkrankung. Und obwohl viele Lipödem-Patientinnen von guten Erfahrungen mit Kurkuma, Steinklee, Aminosäuren und Vitaminen berichten, sind die Kollegen skeptisch, dass Nahrungsergänzungsmittel zur Stabilisierung oder Verbesserung der Gesundheit beitragen könnten, und nennen Berichte und Forschungsvorhaben unverhohlen „Blödsinn". Dabei ist es wichtig zu ergründen, wo mögliche Behandlungsoptionen liegen.

All diese Gründe haben mich dazu bewogen, besonders hart zu arbeiten. Ich operiere am Tag Patientinnen und am Abend und in der Nacht forsche ich. Ich möchte dieser Skepsis und Ablehnung qualitativ hochwertige und methodisch solide Forschung mit großen Patientinnengruppen entgegensetzen. Meine neueste klinische Studie, in der ich Nahrungsergänzungsmittel auf ihre Wirkung untersuche, ist deshalb doppelblind und placebokontrolliert. Doppelblind bedeutet: Weder die Forscher noch die Teilnehmer wissen, wer ein Placebo und wer ein Ergänzungsmittel einnimmt. Die Teilnehmerinnen führen Ernährungstagebücher, nehmen eine kalorienarme Kost zu sich. Schon jetzt zeigt die Studie: Unter bestimmten Bedingungen ist Abnehmen möglich.

Bei einer Befragung von 1200 Patientinnen im letzten Jahr konnte ich bestätigen, dass Schilddrüsenerkrankungen und Depressionen besonders häufig mit Lipödem einhergehen und dass metabolische Erkrankungen sowie Diabetes mellitus eher selten sind. Migräne liegt bei unoperierten Lipödem-Patientinnen häufiger vor als bei operierten. Allergien sind häufig, aber nicht häufiger als bei der Durchschnittsbevölkerung.

Meine Forschung wurde von verschiedenen medizinischen Gesellschaften gefördert. Von der amerikanischen Lipedema Foundation erhielt ich 2017 69.000 US-Dollar, um das Genom in Lipödemfettzellen zu analysieren. Ich spreche auf internationalen Kongressen und arbeite mit einem globalen Netzwerk von Lipödem-Forscherinnen zusammen. Ich habe mir vorgenommen, der Erkrankung Lipödem etwas entgegenzusetzen. Mein Ziel ist es, allen betroffenen Frauen zu helfen. Mein zweites Ziel: Hausärzte müssen das Lipödem früher erkennen, damit Patientinnen schneller eine Diagnose und damit eine Chance auf eine optimale Behandlung erhalten. Bei meinen Kollegen ist noch viel Aufklärungsarbeit zu leisten.

16. Versicherungen, Verträge, Rechte

Bei den gesetzlichen Krankenkassen und den Privaten Krankenversicherungen (PKV) lohnt sich ein gründlicher Vergleich. Natürlich ändern sich Verträge und Bedingungen stetig. Aber es gibt derzeit definitiv deutliche Unterschiede im Bereich der Kulanz bei der Übernahme von Operationskosten und auch – wie schon in den jeweiligen Kapiteln berichtet – bei der vorgesehenen Menge an Kompressionsstrümpfen und Lymphdrainagesitzungen.

Auf das Kleingedruckte achten

Genaues Lesen von Verträgen und Erstattungsbedingungen lohnt sich hier und eventuell die Frage nach einem anderen Tarif oder einem anderen Versicherer. Insbesondere wer noch einen alten PKV-Vertrag hat, der noch nicht auf Unisex umgestellt ist, sollte nachfragen: Bis 2012 wurden Männer- und Frauenverträge abgeschlossen, die Frauen benachteiligten, da sie eine andere Risikobewertung haben. Seit 2012 werden diese Verträge zwar nicht mehr abgeschlossen, aber die Altverträge wurden auch nicht automatisch umgestellt. Wenn ein Vertrag mit einem privaten Krankenversicherer von vor der Umstellung vorliegt, ist es ratsam, ihn mit dem Unisextarif zu vergleichen und gegebenenfalls eine Tarifänderung zu beantragen. Achtung: Wenn der Vertrag abgeschlossen oder verändert wird, *nachdem* das Lipödem diagnostiziert wurde, kann es sein, dass ein privater Versicherer die Kostenübernahme für genau diese Erkrankung aus dem Leistungskatalog ausschließt. Auch unter den gesetzlichen Krankenkassen lohnt sich ein Vergleich bezüglich der Übernahme von Hilfsmitteln (Kompressionsversorgung) und Heilmitteln (Lymphdrainage). Am besten können hier Patientinnen aus dem gleichen Bundesland mit Erfahrungswerten weiterhelfen.

Übernahme von Präventionskosten

Vorteile haben die meisten gesetzlich Versicherten bei allen Leistungen, die dem Bereich Prävention zugeordnet sind. Also etwa bei Angeboten wie Gesundheits- oder Rehasport gegen Bewegungsmangel, Ernährungsberatung zur Vermeidung und Reduktion von Übergewicht, bei der Förderung von Stressbewältigung und dem Erlernen von Entspannungstechniken. Präventionsmaßnahmen bieten die meisten privaten Krankenversicherungen meiner Erfahrung nach nicht an, zahlen aber möglicherweise eine Ernährungstherapie. Die gesetzlichen Krankenkassen geben auf ihren Internetseiten und in Broschüren zumeist einen guten Überblick über mögliche präventive Leistungen und förderfähige Kursangebote.

Hilfe bei Schwierigkeiten

Wer etwaige Probleme mit dem Versicherer nicht alleine bestreiten möchte, kann sich Erfahrungsberichte und Ratschläge bei Lipödem-Vereinen einholen. Dort findet man auch aktuelle Petitionen zur Forderung von Übernahmen, beispielsweise auch von Operationen. Und vor allem Gleichgesinnte, die bereits Ähnliches erlebt haben. Immer wieder wird hier auch betont, dass bei der persönlichen Entscheidung für eine Operation ein Antrag mit Gutachten von einem*r Facharzt*ärztin bei der Krankenkasse eingereicht werden muss, und ein zweites Gutachten bereits vorbereitet sein sollte, falls ein Widerspruch nötig ist. Alle medizinischen Informationen werden zusammengetragen. Als Tipp wird angegeben, die Anzahl der benötigten Operationen und die zu operierenden Regionen nicht genau zu beziffern und zu bezeichnen, da sonst kein medizinischer Spielraum mehr bestehen könnte, falls weitere Operationen nötig sein sollten.

Der aktuelle Stand bei der Bewilligung von Kosten für Liposuktionen: Wer im Stadium 3 ist und einen BMI von unter 35 hat, sollte Liposuktionen von der Krankenkasse erstattet bekommen. Bei einem BMI zwischen 35 und 40 wird zuvor eine Adipositasbehandlung durchgeführt. Bei den gesetzlichen Krankenkassen werden Liposuktionen für die Stadien 1 und 2 gelegentlich in Einzelfallentscheidungen getragen. Wie auch bei Privatversicherten sind hier die Schwere der Erkrankung und die Argumentationsfähigkeit entscheidend, manchmal auch der Zufall. Durch den Vorstoß des ehemaligen Gesundheitsministers sind in den nächsten Jahren unter Umständen Änderungen bezüglich der Kostenübernahme durch die gesetzlichen Krankenkassen zu erwarten. Es ist allerdings wahrscheinlich, dass diese Änderungen erst 2026 – nach dem Ende der laufenden LIPLEG-Studie – in Kraft treten.

Vielen Frauen wird derzeit vor dem Stadium 3 gesagt, dass sie keine Operation bekommen können. Wenn sie im Stadium 3 sind, heißt es dann, sie müssten jetzt „erst einmal abnehmen". Es ist paradox. In dem 10-minütigen Beitrag „Lipödem – Wenn Fett krank macht" in der ZDF-Sendung *Menschen* erklärte der Rechtsanwalt Johannes Daners der Lipödem-Patientin Romy Heinke beispielsweise: „Ich halte es für inkonsequent. Wenn Sie es mit einer Grippe vergleichen – man würde einem Patienten auch nicht sagen, er müsse erst eine Lungenentzündung entwickeln, damit eine Behandlung bezahlt wird. Es macht keinen Sinn, bei einer Erkrankung abzuwarten, bis sie ein schlimmes Stadium erreicht. Konsequenterweise müsste sie gerade am Anfang behandelt werden."

Hoffnung auf Übernahme von Operationskosten besteht derzeit in den Fällen, in denen die Krankenkasse die gesetzliche Pflicht, über Anträge zügig zu entscheiden, missachtet. Eine Antwort über Genehmigung oder Ablehnung muss im Regelfall innerhalb von 3 Wochen nach Antragsstellung erfolgen. Wenn der Medizinische Dienst der Krankenkassen durch gutachterliche Stellungnahmen involviert ist, sind es 5 Wochen. Sollte nach dieser Frist keine Antwort vorliegen, besteht Erstattungsanspruch. Als Patientin kann man dann in Vorkasse treten und den Betrag von der Krankenkasse zurückfordern. Rechtlichen Beistand bieten Fachanwälte für Medizin- und Sozialrecht. Der Verein Lipödem Hilfe Deutschland e.V. (lipoedem-hilfe-ev.de) empfiehlt den Lipödem-Patientinnen darüber hinaus, eine Rechtsschutzversicherung abzuschließen.

Für Klagen beim Sozialgericht benötigt man allerdings nicht zwingend einen Rechtsbeistand. Die Klage vor dem Sozialgericht ist gerichtskostenfrei, auch wenn man als Antragssteller*in verliert. Bei Streitigkeiten mit der Krankenkasse oder dem Finanzamt stellen die Urteile des Bundessozialgerichts und des Bundesfinanzhofs sowie der Übergangsbeschluss des G-BA wichtige Begründungshilfen dar.

Die **Unabhängige Patientenberatung Deutschland (UPD)** berät im gesetzlichen Auftrag kostenlos, neutral und anonym zu gesundheitlichen, gesundheitsrechtlichen und gesundheitssozialen Fragen (patientenberatung.de). Telefonisch ist sie bundesweit über das gebührenfreie Beratungstelefon 0800 0117722 von montags bis freitags von 08.00 bis 22.00 Uhr sowie samstags von 08.00 bis 18.00 Uhr erreichbar. Die Nummer kann man sich durchaus einmal ins Telefon speichern. Wer Operationskosten selbst tragen musste, kann versuchen, diese beim Finanzamt als „außergewöhnliche Belastung" von der Steuer abzusetzen und sich dabei auf ein Urteil aus Sachsen berufen. Das Sächsische Finanzgericht hat 2020 entschieden, dass die Aufwendungen abziehbar sind, da es sich bei der Liposuktion bei Lipödem um eine wissenschaftlich anerkannte Methode zur Behandlung eines Lipödems handelt.

Der Bundesfinanzhof hat im März 2023 entschieden, dass dieses Urteil Allgemeingültigkeit besitzt: Aufwendungen für eine Liposuktion zur Behandlung eines Lipödems können ab dem Jahr 2016 ohne vorherige Vorlage eines vor den Operationen erstellten amtsärztlichen Gutachtens oder einer ärztlichen Bescheinigung des Medizinischen Dienstes der Krankenversicherung als außergewöhnliche Belastung berücksichtigt werden. Mit dem Urteil wird anerkannt, dass die Liposuktion bei Lipödem eine notwendige Behandlung ist, die zum Zwecke der Heilung oder mit dem Ziel, die Erkrankung erträglicher zu machen, durchgeführt wird.

Ruth Leitenmaier, Anwältin und Patientin

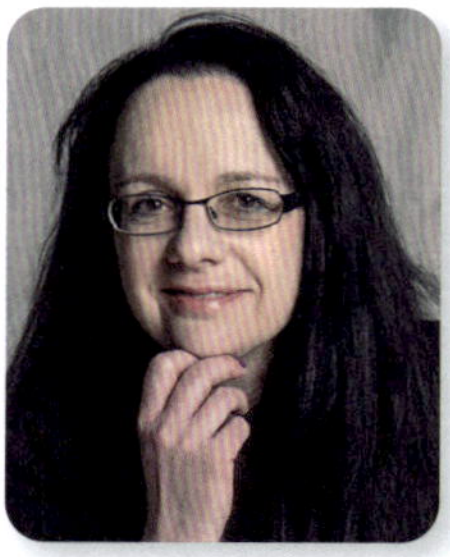

*Meine eigene Erfahrung mit der Erkrankung hilft mir, meine Mandantinnen in diesem Schwerpunktgebiet besser zu verstehen. Ihnen ist insbesondere gemeinsam, dass sie durch ignorante Ärzt*innen, Mitmenschen, Familienmitglieder oder Kolleg*innen geradezu traumatisiert werden. Die Worte „Dir fehlt doch nichts, streng dich mal an“ und die wiederholten Verweise auf strengere Diät und mehr Sport verunsichern die Patientinnen und wirken wie eine Gehirnwäsche. Ein behutsamer Umgang mit diesen Frauen ist ein absolutes Muss.*

Seit 2014 kämpfen Lipödempatientinnen gesundheitspolitisch um ihre Rechte. Viele Patientinnen fragen sich: Was haben wir denn schon bisher erreicht? Vieles! Mehr als uns bewusst ist. Ein Überblick über wichtige Milestones mag hier helfen. Man sieht: Die Bemühungen der Betroffenen und Organisationen stehen in enger Wechselwirkung mit der Rechtsprechung des Bundessozialgerichts und des Bundesfinanzhofs sowie mit dem Übergangsbeschluss des G-BA:

B 1 KR 11/08 R v. 16.12.2008	Ambulante Liposuktion bei Lipödem ist keine Kassenleistung
20.03.2014	Antrag der Patientenvertretung auf Neubewertung der Liposuktion bei Lipödem; Vertretung der Interessen u. a. durch die Lipödem Hilfe Deutschland e. V. und die Lymphselbsthilfe e. V.
B 1 KR 25/15 R v. 08.03.2016	Bei verspäteter Entscheidung der Kasse hat der Versicherte Anspruch auf die beantragte Leistung
20.07.2017	Beschluss der Aussetzung des Methodenbewertungsverfahrens bis 30.09.2022
18.01.2018	Erlass der Erprobungsrichtlinie; Anerkennung des Potenzials der Liposuktion als erforderliche Behandlungsalternative
B 1 KR 13/16 R, 24.04.2018	Kein Anspruch auf stationäre Behandlung bei Lipödem
30.10.2018	Informelle Kontaktaufnahme durch Lipödempatientin Hendrikje ter Balk mit damaligem Gesundheitsminister Jens Spahn
21.02.2019	Wiederaufnahme des Methodenbewertungsverfahrens durch den G-BA
G-BA Beschluss, 19.09.2019	Liposuktion bei Lipödem Stadium III (ambulant und stationär) ist temporär bis 31.12.2024 gesetzliche Kassenleistung.
Änderung § 137 c Abs. 3 SGB V 01.01.2020	Stationäre Behandlung mit der Liposuktion bei Lipödem unter engen Voraussetzungen
B 1 KR 9/18 R, 26.05.2020	Bei verspäteter Entscheidung der Kasse nur noch Erstattungsanspruch
06.06.2020	Gründung der LipödemGesellschaft e. V. als interdisziplinäre Vereinigung von Medizin, Recht, sonstigen Leistungserbringern, Patientinnen

Heilmittel-Richtlinie 01.01.2021	Inkrafttreten der Heilmittel-Richtlinie in neuer Fassung; manuelle Lymphdrainage fällt nicht mehr in das ärztliche Budget, kann daher unkomplizierter verordnet werden (gültig bis 31.12.2025)
08.02.2021	Beginn der LIPLEG-Studie des Gemeinsamen Bundesausschusses
B 1 KR 25/20 R, 25.03.2021	Stationäre Behandlung bei Lipödem unter engen Voraussetzungen möglich
B 1 KR 20/21 R, 26.04.2022 B 1 KR 29/21 R, 18.08.2022 B 1K R 38/21 R, 18.08.2022	Individueller Heilversuch stationär möglich (Rückverweisung an LSG) (siehe auch BFH VI R 39/20, 23.03.2023)
26.09.2022	Öffentliche Sitzung des Petitionsausschusses des Deutschen Bundestages (Petentin: Inge Erdinger)
11.05.2023	Beratung im Bundestag über den Antrag der Linken (20/6713) zur Behandlung von Lipödemen
13.06.2023	Antrag der Fraktion der CDU/CSU (20/7193) zur verbesserten Behandlungsmöglichkeiten von Lipödempatientinnen

Beihilfe und PKV orientieren sich – trotz der völlig unterschiedlichen Systematik – zwischenzeitlich immer öfter an der gesetzlichen Krankenversicherung. Es ist also inzwischen bereits eine Menge erreicht worden. Wir sind jedoch alle gefordert, weiterhin mit Ausdauer unsere Patientenrechte für eine bedarfsgerechte Versorgung im Zusammenspiel zwischen Politik, Rechtsprechung und individuellem Schicksal energisch zu vertreten – gemeinsam sind wir stark!

Meine persönliche Botschaft: Bei gerichtlichen Verfahren dranbleiben, kämpfen, ausdauernd sein – es ist kein Sprint, sondern immer ein Marathon gewesen, der aber auch mit Lipödembeinen zurückgelegt werden kann. Ob ihr es glaubt oder nicht!

Vivian Haak, Beraterin für Hilfsmittelversorgung

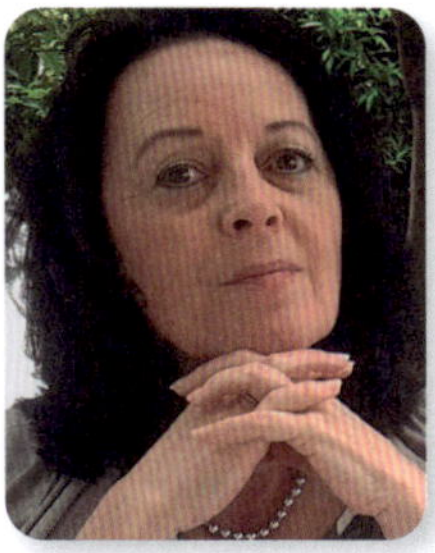

Seit 24 Jahren arbeite ich mit Lipödem-Patientinnen – als Beraterin im Bereich der Hilfsmittelversorgung und auch bei der Durchsetzung von Patientenrechten. Meiner Erfahrung nach haben Lipödem-Patientinnen üblicherweise einen langen Leidensweg hinter sich, bevor sie überhaupt einen Arzt finden, der das Krankheitsbild erkennt und behandelt. Als Therapie sollen sie meist lebenslang mehrmals wöchentlich manuelle Lymphdrainage erhalten und flachgestrickte Kompressionsbestrumpfung tragen und sich darin bewegen, auch bei 30 Grad im Schatten. Dass manuelle Lymphdrainage bei einem reinen Lipödem für einige Patientinnen ziemlich sinnlos ist, interessiert vor allem die Physiotherapeuten und die Krankenkassen gar nicht. Eine starke Therapeuten-Lobby sorgte dafür, dass diese Therapie zum „Goldstandard" wurde. In den letzten Jahren wurde die Liposuktion (Absaugung von Fettgewebe) zwar sogar von den Fachgesellschaften in den betreffenden Leitlinien anerkannt; die Krankenkassen weigern sich bisher jedoch meistens trotzdem, die Kosten zu übernehmen, obwohl dies günstiger wäre als die lebenslange konservative Therapie. Das große Problem ist die Unkenntnis des Krankheitsbildes bei fast allen Beteiligten, also Therapeuten, Ärzten, Krankenkassen, Sanitätshäusern und dass Patientinnen kaum jemanden finden können, der sich ihres Problems wirklich annimmt (inkl. der psychischen Belastung).

Es gibt viel zu viele Interessengruppen (diverse Fachgesellschaften, Selbsthilfegruppen, Online-Portale etc.), die sich mit dem Thema Lipödem mit unterschiedlichen Meinungen beschäftigen. Untereinander sind diese eher Konkurrenz als Gleichgesinnte, was den Patientinnen natürlich überhaupt nicht weiterhilft.

Langfristig helfen würde den Lipödem-Patientinnen, wenn es für Mediziner eine einheitliche Ausbildung zur Diagnostik und Therapie des

Lipödems gäbe und wenn groß angelegte Studien belegen würden, dass die herkömmliche, konservative Therapie oft eher den Anbietern hilft als den Patientinnen. Leider ist es schwierig, kostspielige Studien dafür zu erstellen, dass etwas nichts nützt – wer wollte diese finanzieren?

Die Liposuktion ist wohl für viele Patientinnen die derzeit beste und vor allem schnellste Möglichkeit, den Lipödem-Patientinnen zu helfen. Allerdings ist das oft eine Kostenfrage. Es kommen unter Umständen Finanzierungen über zum Beispiel medipay in Frage oder der Klageweg gegen die entsprechende Krankenkasse.

17. Vereine, Selbsthilfegruppen, Medien

Da es so wenige handfeste Informationen gibt, hat das Lipödem bewirkt, dass sich Tausende Frauen in Selbsthilfegruppen digital und analog organisiert haben. Das Angebot ist groß: Wer vor allem passiv lesen will, folgt den einschlägigen Hashtags auf Instagram. Wer auch nach kleinen, lokalen Gruppen im Digitalen sucht, wird auf Facebook fündig. Und wer gerne Gleichgesinnte regelmäßig von Angesicht zu Angesicht trifft, findet eine Selbsthilfegruppe. Über diese Wege verabreden sich Betroffene auch zu beeindruckenden, öffentlichen Fotoaktionen, die gleichzeitig Gemeinschaft stiften und Aufmerksamkeit schaffen.

Lipödem Hilfe Deutschland e.V.

Gleich zu Beginn der Erkrankung und mit den ersten Problemen mit Krankenversicherungen schloss ich mich dem Forum des Vereins Lipödem Hilfe Deutschland e.V. an. Ich las die verschiedenen Forumsbeiträge, diskutierte mit Gleichgesinnten und kontaktierte den Verein. Simone Löbl, damals Mitglied des Vorstands, ermutigte mich, sie anzurufen und nahm sich für mich Zeit. Sie erzählte mir von ihren eigenen Erfahrungen mit dem Lipödem und sprach mir Mut zu.

Nach einigen Stunden des Lesens im Forum war mir klar geworden: Diese Erkrankung lässt Patientinnen mit unglaublich vielen offenen Fragen zurück. So vieles scheint noch nicht genau erforscht und kaum unabhängig beleuchtet. Die Patientinnen fischten im Trüben, was die Behandlung ihres Leidens anbelangte. Wir redeten uns am Telefon gemeinsam in Rage.

Zu dem Zeitpunkt, zu dem ich dieses Buch schrieb, umfasste das Lipödem-Forum über 100 000 Beiträge zu 9 000 verschiedenen Themenüberschriften wie „Leben mit dem Lipödem“, „Alles zur Liposuktion“, „Sport und Lipödem“, „Rechtliches“ oder auch „Alles, was guttut“. Die Patientinnen gehen im Forum meistens sehr respektvoll miteinander um, helfen neuen Mitgliedern mit Rat und Tat und diskutieren neue Bücher, Hilfsmittel, Nahrungsmittel oder Ratschläge offen untereinander. Teilweise ist es richtig süß, wie die Patientinnen hier von ihren „Lymphfeen“ (Lymphtherapeutinnen) und „Sanifeen“ (Verkäuferinnen im Sanitätshaus) sprechen und auch schwärmen. Die Kompressionsversorgung heißt hier oft „Kompri“. Und wer „Lily“ hat, hat ein Lipo-Lymphödem.

Wer Angst davor hat, dass hier nur Leid ausgetauscht wird, irrt: Die Mehrzahl der Beiträge befasst sich mit Möglichkeiten der Hilfe; die Rubriken „Kummerkasten“, „Plauderecke“ und „Erfolgsmeldungen“ werden fein säuberlich getrennt. So kann man nach Tagesform entscheiden, ob man sich gerade lieber mit den dunklen, den unverfänglichen oder mit den hoffnungsvollen Seiten der Krankheit beschäftigen möchte. Manchmal wird allerdings auch deutlich, dass viele seit Jahren leiden. Und dass die Frustrationsschwelle niedrig geworden ist. Gelegentlich führt das dazu, dass viel Unmut laut wird und man auch untereinander kritisch und nicht immer respektvoll urteilt.

8 Tipps für die Gründung einer Selbsthilfegruppe

Selbsthilfegruppen gibt es in allen größeren Städten. Durch den persönlichen Kontakt unterscheiden sie sich deutlich von den digitalen Gruppen. Der Gefäßmediziner Dr. John Bartholomew aus Cleveland sieht das als klaren Vorteil: Gerade die persönliche Art der sozialen Unterstützung kann die Gesundheit positiv beeinflussen. Zumal sich Lipödem-Erkrankte oft einsam und unverstanden fühlen. Zum Gründen einer eigenen Gruppe gibt er 8 Tipps:

1. **Sich selbst motivieren**
2. **Eine kleine Kerngruppe gründen**
3. **Gemeinsam einen Ort finden**
4. **Einen Sponsor suchen**
5. **Weitere Mitglieder mit einbeziehen**
6. **Die erste Sitzungen abhalten**
7. **Ressourcen innerhalb der Gruppe erweitern**
8. **Weitermachen!**

Das klingt nach einem guten Plan und als Sponsor kommen in Deutschland sogar die Krankenkassen, die Kommune oder der Landkreis in Frage. Über diesen Weg kann man beispielsweise auch Fördermittel zum Erwerb dieses Buchs beantragen. Genauere Informationen über Förderung gibt es bei jeder lokalen Krankenkasse und im „Leitfaden für Selbsthilfeförderung“. Auf www.lily-shg.de können sich Selbsthilfegruppen eine eigene Internetpräsenz einrichten.

Alle Teilnehmerinnen einer Selbsthilfegruppe sollten wirklich das Bedürfnis haben, miteinander Zeit zu verbringen und sich ungeschönt öffnen zu können. *Es sollte darauf geachtet werden, dass alle Mitglieder in ähnlichem Maß Unterstützung geben und bekommen.* Auch Bewegung kann Teil des Gruppenerlebnisses sein. Warum nicht ein Gespräch mit einem Workout oder einem gemeinsamen Ausflug verbinden?

Gerne organisieren Selbsthilfegruppen auch Autorenlesungen oder Expertinnenvorträge zu Themen, die ihre Erkrankung betreffen.

Übrigens: 2022 organisierte eine Selbsthilfegruppe aus Düsseldorf eine Petition beim Petitionsausschuss des deutschen Bundestags. Innerhalb von zwei Monaten unterschrieben über 64.300 Menschen die Petition für bessere medizinische Versorgung – eine unglaubliche Zahl! Selbsthilfegruppenleiterin Inge Erdinger reiste anschließend zu einer Sitzung des Petitionsausschusses des Bundestags und brachte dort unser Anliegen vor. Man sieht: Die Arbeit der Selbsthilfegruppen zusammen mit der Kraft der sozialen Medien kann manchmal überraschend einflussreich sein.

Mediale Darstellung

Die Unkenntnis vieler Ärzte*innen, die späte Diagnose, die bei vielen von uns erfolgt, und der Mangel an wissenschaftlicher Arbeit zeugen von einem kaum bekannten oder verzerrten gesellschaftlichen und medialen Bild von Frauen mit dicken Beinen. Zusammen können wir dagegen angehen. In den letzten Jahren gab es mehrere aufsehenerregende (Foto-)Aktionen, mit denen Lipödem-Patientinnen, die sich in Gruppen organisierten, tatsächlich mehr Aufmerksamkeit für die Erkrankung geschaffen haben. Der Grund dafür waren allerdings mediale Darstellungen, die uns sprichwörtlich an die Decke gehen ließen. Denn dicke Oberschenkel werden in Frauenzeitschriften in der Regel als Schönheitsmakel Nummer 1 dargestellt und mit Standardtipps bekämpft, die für Lipödembetroffene einfach nicht passend sind.

Während ich diese Zeilen schreibe, ist das Thema Lipödem medial aktuell wie nie. Nachdem der Gesundheitsminister, wie im Abschnitt

Operationen beschrieben, vorgeschlagen hat, die spezialisierten Operationen in einigen angezeigten Fällen – etwa bei Patientinnen im Stadium 3 – von den Krankenkassen finanzieren zu lassen, titeln große Tageszeitungen in erstaunlich gleichem Wortlaut: „Spahn will Fettabsaugung zur Kassenleistung machen." Das klingt so, als ginge es darum, jedem, der gerade einmal Lust darauf hat, einen neuen Körper zu modellieren. Kurz später beherrscht Jenny Frankhausers Diagnose Lipödem für einige Tage die Schlagzeilen und Forenbeiträge; ein Video der Youtuberin DominoKati „Deshalb sind meine Beine so ‚dick'?" erreicht eine Millionen Zuschauer*innen in wenigen Tagen.

Interessant ist, dass dicke Frauen – also auch solche, die möglicherweise ein Lipödem haben – in den Bildmedien kaum noch vorkommen. Und wenn sie doch einmal vorkommen, dann sehen wir Frauen mit unseren Proportionen höchstens einmal in Dokusoaps wie „Frauentausch" oder bei „Schwiegermutter gesucht", also in Reality-TV-Formaten, in denen sie häufig vorgeführt und verunglimpft werden. Der Jurist Thomas Fischer, ehemaliger Bundesrichter und ZEIT-Kolumnist, sagte dazu in einem eloquenten, bildreichen Kommentar: „Dicke Frauen draußen im Lande, denen die Oberarme aus den Kittelschürzen quellen, interessieren allenfalls als verachtete Objekte von Realityshows."

Dies sind nur einige Beispiele aus der medialen Welt, die deutlich machen: Es ist und bleibt viel zu tun und echte Aufklärungsarbeit zu leisten. Denn Darstellungen, die – bewusst oder unbewusst – oft völlig undifferenziert an alten Glaubenssätzen wie „Dicke Beine sind ein Makel" festhalten, widersprechen nicht nur einer grundsätzlichen Achtung vor jedem Menschen in seiner Einzigartigkeit. Sie verhindern vor allem eine angemessene Beratung, Betreuung und Behandlung von uns Lipödem-Patientinnen.

Sabrina Langhorst, Ergotherapeutin und Lipödem-Aktivistin

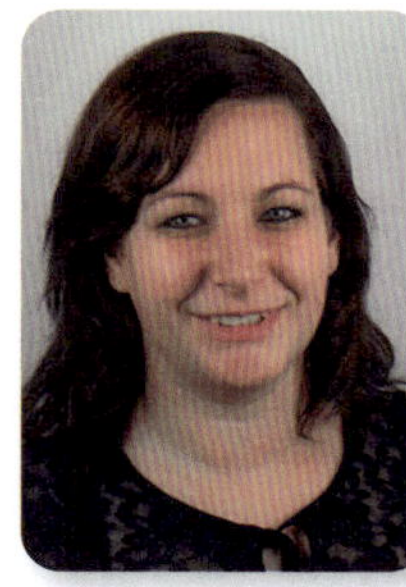

Ich bin Sabrina Langhorst, Ergotherapeutin im Fachbereich Pädiatrie und selbst Lipödembetroffene. Da ich seit meiner Pubertät wie die meisten Betroffenen viel Diskriminierung und Schmerz erlebt habe, der auch auf mangelnde Aufklärung der Gesellschaft zurückzuführen ist, habe ich mich in den vergangenen Jahren verstärkt mit den sozialen Medien auseinandergesetzt: Sie haben ein riesiges Potenzial, Vorurteile zu erzeugen und zu verstärken, aber auch zu minimieren und sogar Fortschritt zu ermöglichen.

Vor einigen Jahren noch fühlte ich mich mit meinem Lipödem so gefangen in der Scham und entkräftet, dass ich es für unmöglich hielt, mein eigenes soziales Umfeld aufzuklären. Ich schwieg jahrelang und machte vieles mit mir alleine aus. Dann sah ich einen rbb Fernsehbeitrag, der unter dem Stichwort „Fettabsaugung für alle!“ Lipödembetroffene verhöhnte. Ich erhob meine Stimme, startete eine Petition und eine Social-Media-Kampagne, der sich tausende Menschen anschlossen. So lernte ich auch Lia kennen, wurde immer mutiger, im medizinischen und sozialen Diskurs mitzureden.

Heute engagiere ich mich souverän für eine frühzeitige Lipödemaufklärung, auch schon bei jungen Mädchen. Kinder und Jugendliche verfügen allgemein über keine starke Lobby in der Gesundheitspolitik. Dabei gibt es gerade bei den Vorsorgeuntersuchungen für Kinder und Jugendliche großes Potential, Fortschritt mitzugestalten.

Zum Hintergrund: Die U10 und 11 im Grundschulalter sind besonders für Mädchen wichtige Vorsorgeuntersuchungen. In diesem Entwicklungsalter zeigen sich Symptome für Entwicklungs- und Verhaltensstörungen, Stoffwechselerkrankungen und gesundheitsbeeinträchtigendes Verhalten. Bei Mädchen können sich erste Anzeichen für

Lipohypertrophie und Lipödem zeigen. Entsprechende wichtige Vorsorgeuntersuchungen werden nicht von der Krankenkasse übernommen und enthalten auch noch keine Screening Punkte für die Erkrankung Lipödem. Interdisziplinäre Aufklärung könnte hier zum Einsatz kommen, die den Mädchen und ihren Familien Leidensdruck erspart. Es ist ein Skandal, dass die Gesundheitspolitik hier spart! Erst die Teenageruntersuchungen J1 und J2 sind wieder Kassenleistungen. Diese Untersuchungen sollen dabei helfen, eventuelle chronische Erkrankungen frühzeitig zu erkennen. Doch Untersuchungen bezüglich der Erkrankungen Lipödem fehlen auch hier. Die Pubertät als die erste starke hormonelle Veränderung im weiblichen Körper kann das Lipödem schubartig auslösen und verschlimmern. Spätestens jetzt ist es indiziert, auf Anzeichen für die Erkrankung Lipödem zu untersuchen. Daher ist es zwingend notwendig, die Mädchengesundheit, insbesondere die J1, zu reformieren. Es müssen Mittel für Forschung, Education und Awareness bereitgestellt werden, damit geeignete Materialien und Kriterien für die Untersuchungen bereitgestellt werden können. Deshalb setze ich mich – auch mithilfe der sozialen Medien – für eine Novellierung der Vorsorgeuntersuchungen ein.

Vorschlag für eine Novellierung der Vorsorgeuntersuchung ab Kleinkind U9 „Vorsorge im letzten Kindergartenjahr" und der Vorsorgeuntersuchung Teenager J1 zwischen 12 und 14 Jahren:

1. Erstberatung und Diagnostik
Bei einzelnen Mädchen können sogar schon im Alter ab fünf Jahren erste Marker für eine Lipohypertrophie und ein Lipödem vorliegen. Anhand von Quickcards (Wegweiser) mit grafischen Darstellungen können Kinderärzte bestimmen, ob eine Verdachtsdiagnose besteht.

Die Quickcards unterstützen Ärzte bei der Auswahl geeigneter Fachärzte zur weiteren Diagnostik. Für die Eltern des Kindes werden geeignete Informationen bereitgestellt. Die Eltern werden über die Quickcards transparent über den weiteren Diagnostikprozess und eine bedarfsgerechte Behandlung und Unterstützung des Kindes informiert.

Beim Facharzt für Phlebologie mit Fachrichtung Lipödem werden das Fettgewebe und die Venen des Kindes untersucht. Die Fachärzte sind speziell auf den empathischen, sensiblen Umgang mit Mädchen geschult. Es werden über weitere endokrinologische und gastroenterologische Untersuchungen mögliche andere Erkrankungen ausgeschlossen oder identifiziert.

2. Fachberatung und Erstversorgung
Bei gesicherter Diagnose können die Eltern und das Mädchen einen Termin zur Fachberatung in einer Lipödemsprechstunde buchen. Die Sprechstunden können in der eigenen Praxis oder einer Praxis im Lipödemnetzwerk gewählt werden. Bei Bedarf werden bereits an dieser Stelle geeignete Kompressionsartikel verordnet und in spezialisierten Sanitätshäusern angepasst.

3. Education durch eine Fachexpertin für Lipödem
Bei einer Fachexpertin für Lipödem werden die Eltern mit ihrem Mädchen über das Krankheitsbild, die Ernährung, ein altersgerechtes Selbstmanagement des Kindes und Erleichterungen beim Zugang zu Awarenessangeboten beraten. Das Kind erhält mindestens einen Termin ohne Eltern, um eigene Anliegen mit einer Expertin besprechen zu können. Bestätigen sich erste Erfahrungen mit Bodyshaming, beginnende Essstörungen, Beeinträchtigungen im Selbstwert und in der Körperwahrnehmung mit psychischen, sozioemotionalen Auswirkungen, kann das Mädchen psychologische Begleitung in Anspruch nehmen.

4. Empowerment
Die professionelle Aufklärung durch die im Lipödemnetzwerk tätigen Fachdisziplinen befähigt das betroffene Mädchen und dessen Eltern idealerweise dazu, selbstbestimmt auf den Krankheitsverlauf Einfluss zu nehmen und einem Gefühl der Hilflosigkeit entgegenzuwirken. So erlebt das Kind, dass es zwar eine Erkrankung hat, dass es aber Möglichkeiten gibt, mit der Erkrankung umzugehen, und dass es selbst Entscheidungen treffen kann.

5. Check-Ups und fortlaufendes Versorgungsmanagement
Zusätzlich zu den reformierten J-Untersuchungen für Jugendliche, hat das betroffene Kind bis zum Eintritt ins Erwachsenenalter Anspruch auf regelmäßige Check-Ups, um den Krankheitsverlauf zu dokumentieren und die Therapie anzupassen sowie bei Bedarf auch endokrinologische und gynäkologische Behandlungen zu erhalten. Die Kompressionsversorgung wird bei den Check-Ups auf Handling, Zustand und Sitz überprüft. Das Kind erhält bedarfsgerecht neue Versorgungen ohne bürokratischen Aufwand. Um eine qualitativ hochwertige Versorgung zu gewährleisten, wird auch hier mit Quickcards gearbeitet, die es den Kinderärzten erleichtert, bedarfsgerechte Versorgung zu bewerten und an geeignete Fachdisziplinen zu überweisen.

Eine moderne Lipödemversorgung in der Mädchengesundheit gelingt durch eine Reformierung der Vorsorgeuntersuchung ab U9, der Bereitstellung von finanziellen Mittel für Forschung, Aufklärung und Education, und mit einem hochprofessionellen Lipödemnetzwerk. So können verspätete Diagnosen und problematische Progressionen der Erkrankung bestmöglich reduziert werden. In der jetzt jungen Generation sollte es nicht mehr vorkommen, dass Mädchen und Frauen 40 Jahre lang undiagnostiziert leiden.

Bei solchen Initiativen helfen uns die Sozialen Medien. Wenn du betroffen bist, dann überlege es dir bitte, deine Stimme zu erheben oder die Initiativen anderer zu unterstützen.

Dr. Catherine Seo, Regisseurin der Dokumentation „Lipedema – The Disease They Call Fat"

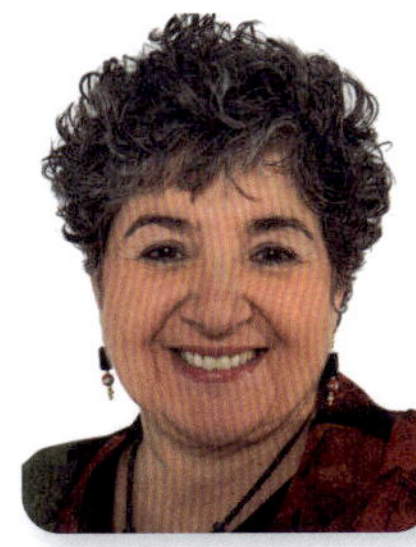

Ich bin 70 Jahre alt. Mein Körper und mein Gewicht waren während eines Großteils meines Lebens ein Kampf für mich. Nachdem ich in der Pubertät stark zunahm, habe ich als Mittdreißigerin fast 60 Kilogramm abgenommen. 25 Jahre lang blieb das Gewicht niedrig. Dann kamen die Wechseljahre. Obwohl ich mit Bewegung und Ernährung streng zu mir war, nahm ich wieder zu. Mein Gewebe schwoll an, meine Mobilität wurde immer schlechter und die Schmerzen, die sich entwickelten, waren kaum auszuhalten. Ich begann eine intensive Recherche, stieß schließlich auf Erkrankungen des Lymphsystems und des Fettgewebes; Lymphödem und dann Lipödem. Im Juli 2012 erhielt ich dann die Diagnose Lipo-Lymphödem. Schätzungen zufolge sind 17 Millionen Frauen in den USA davon betroffen, 350 Millionen weltweit.

Meine Recherche in der Welt von Lipödem und Erkrankungen des Fettgewebes war zunächst sehr persönlich: Ich entwickelte eine Webseite namens Lipedema Simplified, also Lipödem vereinfacht. Das ursprüngliche Ziel war es, den Ärzten und Physiotherapeuten, die mich behandelten, eine Anlaufstelle zu geben, um meine Erkrankung zu verstehen und mit ihnen noch mehr Verständnis zu gewinnen. Schon bald erhielt ich Nachrichten von Frauen auf der ganzen Welt, die auch nach Antworten suchten. Zusammen sind wir besser, dachte ich. Wir vernetzten uns, gründeten Communitys für den Austausch von persönlichen Erfahrungen, Unterstützung, Empfehlungen, Kameradschaft und Freundschaft.

Europa ist führend in Bezug auf Lipödem-Forschung und Aufklärungsarbeit, also reiste ich mit einer Videokamera in der Hand dorthin. Ich interviewte Dutzende Patientinnen sowie Menschen, die das Lipödem behandeln, operieren oder erforschen und stellte die Dokumentation „Lipedema – The Disease They Call Fat" zusammen. Außerdem das dazugehörige Buch als kurze Übersicht für Ärzte.

Sowohl in den USA als auch in Europa ist die Bekanntheit der Erkrankung Lipödem gewachsen. Die Dokumentation nimmt weiterhin Fahrt auf und hat derzeit bereits über 250000 Klicks auf Facebook. Wir machen Fortschritte.

Was haben wir auf dieser Reise gelernt? Zunächst: Nichts ist unmöglich. Während wir mehr Aufmerksamkeit und Fördergelder in die Ergründung des Lipödems stecken, finden wir Lösungen, die im täglichen Leben vieler Frauen Erleichterung bewirken. Zusätzlich zu traditionellen Behandlungsmethoden (MLD, Kompression und die komplexe physikalische Entstauungstherapie (KPE)), finden wir Stück für Stück heraus: Ernährung und Bewegung sind wichtig – sogar sehr wichtig! Meine Kollegin Leslyn Keith recherchiert ketogene Ernährung für Lipödem, dokumentiert Gewichtsabnahme und verringerte Schmerz- und Entzündungswerte für Tausende Frauen.

Das Eintreten für die eigene Sache, Handlungsfähigkeit und Mitgefühl mit dir selbst sind von größter Bedeutung für jede Einzelne von uns. Wir begegnen Ärzten, die noch nie von Lipödem gehört haben und uns mit Skepsis, Abwertung und Vorurteilen gegenüber Körperfett begegnen. Wir werden für unser Fett beschämt und man sagt uns, wir müssten „einfach nur" Gewicht verlieren, um unsere gesundheitlichen Probleme zu lösen. 2014 haben der Arzt Mark Smith und ich The Lipedema Project, das Lipödem-Projekt gegründet, um die Krankheit bekannter zu machen und um Patientinnen und Therapeuten darüber aufzuklären.

Wir haben von der Basis der Betroffenen her eine Lipödem-Bewegung aufgebaut, welche weiter wächst, während das Gesundheitssystem langsam aufholt. Die Lipödem-Community nutzt die Kraft der modernen Technik, um ein wahrhaft globales Netzwerk zu schaffen.

Nach und nach wird mehr Forschung betrieben und wir hoffen weiterhin auf Antworten und Heilung. Bis dahin konzentrieren wir uns auf die Bedeutung von Selbstfortbildung und Selbstfürsorge. Wir hoffen, dass wir für die Gesundheitsversorgung der Zukunft ein Modell vorstellen können, bei dem Patientinnen als vollwertige Menschen angesehen wer-

den, die physische, mentale, psychologische, emotionale und spirituelle Behandlungen wahrnehmen können. Unsere Meisterklassen und Gruppentermine sind darauf ausgelegt, etwas zu bewirken und unser Leben deutlich zu verbessern.

Ohne das Lipödem wäre mein Leben anders. Auch wenn das Lipödem Jahre früher diagnostiziert worden wäre, hätte das mein Leben nachhaltig beeinflusst. Dennoch weiß ich nicht, ob ich rückwirkend diese Erfahrung ändern wollen würde – die Erkrankung hat meinem Leben auch einen Sinn gegeben. Ich sehe das Lipödem heute als Herausforderung, eine große Frage, mit der ich mich beschäftigen muss, ein Rätsel, das es zu lösen oder zu bearbeiten gilt, und deshalb – auf sehr einzige Art – auch als Geschenk.

18. Bist du eine Rushing Woman?

Sich um den eigenen Körper so zu kümmern, dass das Fortschreiten des Lipödems aufgehalten wird oder sogar Schmerzen und Umfänge reduziert werden können, kostet viel Zeit. Viele von uns sind berufstätig, haben Kinder oder andere Familienangehörige zu betreuen, sind in Vereinen oder einem Ehrenamt eingebunden. Kurzum: Das Leben besteht oft bereits aus so vielen Verpflichtungen, dass Änderungen abwegig erscheinen.

Nun habe ich im Kapitel „Stressfrei mehr Energie“ schon einiges darüber geschrieben, warum ständige Belastung für uns wirklich nicht empfehlenswert ist. Da ich aber selbst diesem Thema lange keine Beachtung geschenkt habe und erst immer und immer wieder lernen musste, wie wichtig es ist, Stress zu reduzieren, stelle ich hier noch ein paar grundlegende Aspekte zusammen.

Hektik, Fleiß, Perfektion

Dazu beziehe ich mich auf die australische Ernährungswissenschaftlerin und Biochemikerin Dr. Libby Weaver. Sie bezeichnet die (typisch weibliche?) Tendenz, sich um alles und jeden zu kümmern, als Rushing Woman Syndrom – das Syndrom der eilenden Frau. Hektik, Fleiß und Perfektion, die viele Frauen an den Tag legen, machen uns biochemisch krank oder verschlimmern bestehende Erkrankungen. Wenn wir von einer Verpflichtung und Verantwortung zur anderen rennen, sind wir in einem permanenten Stresszustand, der unsere Hormone verrücktspielen lässt. Dazu kommt stetige Erreichbarkeit, was für viele von uns bedeutet, dass es kaum oder keine echten Pausen gibt. Für unser Nervensystem heißt das: Es befindet sich in einem hochstimulierten Dauerzustand, der mit einer leichten Panik zu vergleichen ist – und auf den es eigentlich nicht ausgerichtet ist.

Selbst in Phasen, die wir als Pausen bezeichnen würden, beschäftigen wir uns dann oft mit Bildschirmen, auf denen die schlimmsten Nachrichten über soziale und klassische Medien im Sekundentakt eintreffen. Oder wir schauen Filme, in denen Mord und Verfolgungsjagden, hochdramatische Musik und Weltuntergangsstimmung ebenfalls den körperlichen Paniklevel in die Höhe jagen.

Teste dich selbst

Wie man herausfinden kann, ob man das Rushing Woman Syndrom hat, ist ganz einfach, sagt Dr. Libby. Ihre Zusammenfassung ist zugleich ein Selbsttest, mit dem du dich gerne kritisch prüfen kannst:
Wenn deine Standardantwort auf die Frage: „Wie geht es dir?“ zu jeder Jahreszeit lautet: „Es ist gerade stressig“ oder „Viel zu tun“.
Wenn du selten genug Schlaf hast, dich oft in Eile ernährst, morgens von Kaffee abhängig bist, um in die Gänge zu kommen, und abends von Wein, der dich zur Ruhe bringt.
Wenn du oft zu schnell fährst und es kaum übers Herz bringst, mal nicht das Unmögliche möglich zu machen.
Wenn du lieber Berge versetzt, als Nein sagen zu müssen.
Wenn du aus jedem Tag auch noch den letzten Tropfen herausholst, auch wenn es bedeutet, dass du noch spät in der Nacht für andere da bist.

Dann hast du das Rushing Woman Syndrom.

Für viele Frauen ist das der neue Normalzustand. Selbst wenn du nicht denkst, du seist besonders gehetzt: Deine Leber, Gallenblase, Nieren, die Nebennieren, Schilddrüse, Eierstöcke, Gebärmutter, dein Hirn und dein Verdauungssystem wissen es längst. Wenn du die letzten Jahre in voller Alarmbereitschaft verbracht hast, kann es sein, dass deine Nebennieren mit der Produktion von Stresshormonen überfordert sind: Ein gestresster Hormoncocktail mit unterm Strich wenig Progesteron, viel Östrogen und Kortisol kann dazu führen, dass die Fettverbrennung nicht genügend funktioniert. Dass mehr Fett und auch Wasser eingelagert wird, dass du ängstlicher und depressiver bist.

In Gesprächen mit Lipödem-Patientinnen ist mir aufgefallen: Unheimlich viele von uns arbeiten in Vollzeit, teilweise sogar in Schichtarbeit. Sie kümmern sich mit großem Einsatz um Haushalt und Familie, machen Sport, gehen zur Lymphdrainage. Viele haben an jedem Tag der Woche noch einen festen Termin zusätzlich zum Arbeitstag. Viele sind sehr aufopferungsvoll, helfen und engagieren sich, wo sie nur können. Oder sie waren es einmal, haben dann aber Ausnutzung oder Frust erfahren.

Viele wollen es nicht wahrhaben, dass die Belastungen, denen wir ausgesetzt sind bzw. denen wir uns selbst aussetzen, zu groß sind. Einige brechen irgendwann zusammen und können gar nicht mehr arbeiten. Umso wichtiger ist es zu prüfen, wie sich **unterstützende Maßnahmen in allen Bereichen des Alltags** und auch am Arbeitsplatz einbinden lassen. Und welche Strukturen es eventuell gibt, um chronische Erkrankung, Arbeit und Alltag miteinander vereinbaren zu können.

19. Gesunder Arbeitsplatz

Die verschiedenen Arbeitsszenarien sind zu vielfältig, um hier auf alle Möglichkeiten einzugehen. Dennoch ist es wichtig, frei und ohne Denktabus zu überlegen, inwiefern im eigenen Arbeitsalltag beispielsweise mehr Bewegung, eine ausgewogenen Ernährung oder entspanntere Pausen Platz haben.

Wie kann der Arbeitgeber helfen?

In einigen Berufen gibt es die Möglichkeit, die chronische Erkrankung bei der Personalabteilung registrieren zu lassen und dadurch medizinische Behandlungen, die in Zusammenhang mit der Erkrankung stehen – wie Besuche bei Lymphärzten*innen, im Sanitätshaus oder bei der Physiotherapie – bei der Zeiterfassung angerechnet zu bekommen. Dies stellt einen großen Zeitfaktor dar. Denn ob man bei einer 40-Stunden-Woche zum Beispiel 2 Lymphdrainagen und einen Besuch beim Sanitätshaus inklusive An- und Abfahrtszeit anerkannt bekommt, kann schon einen Unterschied von mehreren Stunden ausmachen. Zusätzlich zu einer Vollzeitstelle viele Stunden Behandlung in der Arbeitswoche unterzubringen, zehrt nämlich zweifelsohne auf Dauer an den Kräften. Eine Nachfrage bei Gewerkschaft, Personalabteilung oder Schwerbehindertenvertretung über die Situation als chronisch erkrankte Arbeitnehmerin solltest du daher auf jeden Fall erwägen. Eventuell können auch häufigere Pausen vereinbart werden.

Eine chronische Erkrankung sollte sowohl beim Arbeitgeber als auch beim Finanzamt und der Krankenkasse vermerkt werden. Steuerlich können sogenannte „außergewöhnliche Belastungen" (Zuzahlungen, Operationskosten, Fahrtkosten zu den jeweiligen Therapien), bei der Krankenkasse die Stromkosten für das Lymphgerät geltend gemacht werden. Die meisten Krankenkassen bieten hierzu – auch online – Formulare an. Bei Zuzahlungen ist zu beachten, dass diese bei chronisch Kranken nur bis zu einem Betrag von einem Prozent des Bruttoeinkommens selbst erbracht werden müssen.

In meinem Arbeitsleben gab es einige Phasen, in denen ich mich einer Vollzeitstelle nicht mehr gewachsen fühlte. Und auch viele andere Menschen mit Lipödem arbeiten nicht (mehr) durchgängig. Auch wenn es für viele unvorstellbar ist: **Gedanken daran, im Beruf Stunden zu reduzieren, um genug Zeit zu haben, sich selbst zu pflegen,** sollte man nicht sofort verwerfen.

Auch in Bezug auf einen gesunden Arbeitsplatz in beispielsweise einem Büro kann die Personalabteilung in größeren Unternehmen helfen. Wer chronisch erkrankt ist, hat darauf einen Anspruch. Anstatt täglich 8 Stunden am Schreibtisch zu sitzen, kann ein höhenverstellbarer Schreibtisch etwa körperliche Abwechslung bei der Computerarbeit ermöglichen. Wir können wahlweise sitzend oder stehend arbeiten oder uns anlehnen, wenn wir es gerade brauchen. Auch ein paar Dehnübungen durchzuführen, ist dann ohne größere Umstände möglich.

Wer sich gar nicht vorstellen kann, in unmittelbarer Nähe zu den Kollegen ein paar leichte Bewegungen einzubauen, um weniger Schmerzen und eine allgemeine gesundheitliche Verbesserung zu erreichen, kann auch erwägen, einen Antrag auf Arbeit im Homeoffice zu stellen. Sehr Mutige wechseln zu einem anderen Beruf, der generell die nötige Balance zwischen Bewegung und sitzender Tätigkeit bietet.

Wer durch das Lipödem und andere Erkrankungen äußerst stark eingeschränkt ist, kann beim zuständigen Amt für Versorgung und Soziales prüfen lassen, ob eine Schwerbehinderung vorliegt. Sollte das der Fall sein, stehen dir auch mehr Urlaubstage zu. Sozialberatungen, wie sie auch in den meisten Rehakliniken angeboten werden, können hier unterstützen. Einen festen Grad der Behinderung (GdB) gibt es für die Erkrankung Lipödem nicht. Ausschlaggebend für eine Einstufung sind die tatsächlichen Einschränkungen, die du durch die Erkrankung erfährst.

20. Richtig reisen

Auch das Reisen ist mit Lipödem möglich. Allerdings sind nicht alle Reiseziele und Aktivitäten gleichermaßen der Gesundheit zuträglich. Langstreckenflüge oder -busfahrten sind beispielsweise für die Beine oft eine sehr intensive Belastung. Auf meinen ersten Langstreckenflügen habe ich deshalb versucht, alle Tipps für die Lymphstimulation anzuwenden, die ich irgendwo finden konnte. Leider habe ich es damit ziemlich übertrieben: Beinbewegungen am Platz, vielfältige Positionswechsel im Sitz, häufiges Aufstehen und ständige Turnübungen im Gang. Auch der Versuch, mich im Flugzeug auf den Boden zu legen und meine Beine hochzulegen, führte in allererster Linie dazu, dass ich an nichts anderes mehr als meine Beine denken konnte. Ich steigerte mich so letzten Endes fürchterlich in eine Angst hinein.

Bis an das andere Ende der Welt

Was mir heute bei Langstreckenflügen wirklich hilft, ist eine Kompressionsstrumpfhose, in der ich mich wohlfühle. Nach Möglichkeit eine, die an den Unterschenkeln noch sehr eng ist und nach oben hin im Druck deutlich nachlässt. Die Strumpfhose sollte am Leibteil wirklich nicht einengen, sonst drückt sie auf die Rippen, verursacht Rückenschmerzen und allgemeines Unbehagen. Darüber empfiehlt es sich, lockere Kleidung zu tragen.

Leichte Bewegung, etwa einmal pro Stunde oder alle 2 Stunden im Flugzeuggang, ist ebenfalls hilfreich. Viel Wasser zu trinken, ist wichtig. Und dann helfen nur noch ein gutes Buch oder einige gute Filme und Serien, die einen davon ablenken, zu sehr über die Situation nachzudenken. Zu akzeptieren, dass sie nicht optimal ist, aber dass sie vorübergehen wird.

Die Entscheidung, ob Langstreckenflüge körperlich als so belastend empfunden werden, dass sie nicht mehr wahrgenommen werden können, muss jede Patientin in Anbetracht ihrer Lebens- und Gesundheitssituation selbst fällen. **Ich fliege auch heute noch Langstrecke,** wenn es sein muss. Ich buche aber anschließend im Zielland Lymphdrainagetermine und gegebenenfalls Arztbesuche.

Bei sehr langen Flügen mit Zwischenstopps kann es auch sinnvoll sein, zu überprüfen, ob es vielleicht günstig ist, im Zwischenstopp-Land für einige Tage zu ruhen und zu genesen, bevor die Reise weitergeht. Internationale Flughäfen (z.B. Hamad, Bangkok, Vancouver, Singapur, Florida, Dallas und München) haben mitunter Schwimmbäder, die man zwischen 2 Flügen benutzen kann. Alle Flughäfen, die ich kenne, haben ziemlich viel Platz zum Laufen: ob auf Treppen, Rollbändern oder langen Korridoren. Auch gibt es in der Regel einige Sitzreihen, auf die man sich auch legen und die Beine hochlagern kann.

Einmal, auf einem Flug von Neuseeland nach Frankfurt mit Zwischenstopp in Singapur, waren meine Beine fürchterlich geschwollen. Ich war bereits seit 24 Stunden in Autos und Flugzeugen unterwegs. Und der letzte Flug von Sydney nach Singapur allein war über 12 Stunden lang. Da der Kabinendruck ein reduzierter Luftdruck ist, schwellen insbesondere die unteren Extremitäten noch mehr an als sonst. Und ich sollte nun noch einen 13-stündigen Flug von Singapur nach Frankfurt durchstehen. Ich hatte große Schmerzen, stark geschwollene Beine und war mit den Nerven ziemlich am Ende.

Ich sprach mit einer Flugbegleiterin und mir schossen die Tränen in die Augen. Wahrscheinlich hatte ich gehofft, sie könnte irgendwo im Flieger eine Ecke mit mehr Beinfreiheit für mich finden. Oder sie könnte sonst irgendwie zaubern. Stattdessen sagte sie, ich solle mitkommen und lief mit mir durch den Flughafen. Auf meine Frage, wo wir denn hingingen, gab sie mir keine richtige Antwort. Wir entfernten uns immer weiter vom Gate. Dann sah ich ein Schild: Flughafenkrankenhaus. Sie übergab mich an die Rezeptionistin und ich versuchte zu erklären, wie es mir ging, fragte mich allerdings gleichzeitig, wie man mir wohl innerhalb von einer halben Stunde helfen könnte. Vielleicht gab es hier eine magische Medizin? Ich hatte auch Angst, ich könnte kurz vor einer Thrombose stehen. Das war allerdings wahrscheinlich eher die Hysterie, die mich da befiel.

Als ich dem Doktor vorgestellt werden sollte, wollte man zuvor noch meinen Boardingpass und Gepäckaufkleber sehen. Wieso eigentlich? Ich verstand nicht alles, was da untereinander besprochen wurde. Dann dämmerte mir: Sie wollten mein Gepäck aus dem Flieger holen. Schlagartig wurde mir klar, dass ich nun mit aller Macht darauf bestehen musste, dass ich in den Flieger einsteigen konnte und mein Gepäck ebenfalls mitreiste. Fluchtartig verließ ich das Klinikvorzimmer und eilte zurück zum Gate.

Die Nachricht hatte schon das Bordpersonal erreicht, dass man mich nicht mitnehmen sollte. Glücklicherweise erinnerte ich mich an die „Schallplatte-mit-Sprung-Methode". Ich wiederholte also so lange energisch, dass ich reisefähig bin und darauf bestehe, dass man mich mitnimmt, bis das Team schließlich nachgab. Auch der letzte Flug war dann eine ziemliche Qual. Nach insgesamt über 45 Stunden Reise kam ich in Frankfurt an. Ich schwor mir, nie wieder ans andere Ende der Welt zu fliegen. Der Vorsatz hielt nur 3 Jahre an.

Heiße Urlaubsziele

Ein anderer Zwischenstopp in Singapur ließ mich auch annehmen, dass Besuche in feuchtheißen Klimagebieten generell nicht empfehlenswert sind. Ein Aufenthalt ohne Strumpfhosen ist für mich undenkbar. Wenn Hitze und hohe Luftfeuchtigkeit das Anziehen allerdings zu einer einstündigen Prozedur verlängern, bei der es unmöglich ist, die Naht in die Mitte der Beinrückseite zu ziehen, dann ist das eindeutig ein Problem.

Eine Reise in einen trockenen Wüstenstaat hingegen ist nicht per se problematisch. Dennoch empfiehlt es sich, Länder zu besuchen, in denen auch klimatisierte Räume zur Verfügung stehen. Wer Luxusurlaub in den Arabischen Emiraten toll findet und es sich leisten kann, wird durch die dort vorhandenen Klimaanlagen vermutlich weniger Probleme mit der Kompression haben. Gegen die Hitze in den Außenbereichen kann man gut mit einer Wassersprühflasche oder gelegentlichem Benetzen der Strumpfhose angehen.

Alles in allem hilft auch hier ein Selbstreflexionstest meistens, die richtigen Entscheidungen für sich zu treffen. Wenn das Wetter in deinem Zielland zur angestrebten Reisezeit 35 Grad und hohe Luftfeuchtigkeit bietet, erinnere dich an den letzten schwülen Sommertag, den du zu Hause erlebt hast. War es kein Problem für dich, dann kannst du buchen. War es für dich der schlimmste Tag des Jahres, dann ist ein anderes Reiseziel vielleicht besser geeignet.

Gruppen & Bedürfnisse

Mit einer Gruppe zu verreisen, kann wunderschön sein. Zusammen mit Freunden eine Woche in der Eifel zu verbringen oder mit 20 Fremden in Schweden Kanu zu fahren, hat das Potenzial, eine der schönsten Erinnerungen des Lebens zu werden. Und auch die Familie ist eine kleine Gruppe, in der mehrere verschiedene Bedürfnisse koordiniert werden wollen. Damit eine Gruppenreise gelingt, ist es wichtig, dass jedes Mitglied seine Bedürfnisse kennt und sie auch in der Planung und vor Ort äußert.

Vielleicht kannst du nicht gut länger als eine Stunde lang laufen? Teile es dem Reiseleiter oder deinen Freunden mit. Das heißt ja nicht, dass alle sich auf dich einstellen müssen. Man kann auch Teile der Reise getrennt voneinander verbringen und hat trotzdem noch viel Zeit zusammen. Ob dann alle ihre Wanderzeit etwas kürzen oder ob du nach einer gewissen Zeit ein Stück der Etappe mit dem Zug oder einem Fahrrad fährst, kann dann besprochen werden. Vielleicht animierst du damit sogar eine Freundin, auch darüber zu sprechen, was sie benötigt, damit es ihr gut geht.

Der eine bekommt nach langen Gesprächen Kopfschmerzen, die andere braucht öfter eine Pause beim Gehen. Nur erraten kann deine Bedürfnisse niemand. Wenn du bisher vor deinen Mitreisenden verheimlicht hast, dass es dir ab und zu nicht so gut geht, dann ist eine Reiseplanung eine gute Gelegenheit, sich zu öffnen und einander noch etwas besser kennenzulernen.

Reise so, wie es dir guttut

Sehr gute Erfahrungen habe ich mit Urlauben mit moderater Aktivität gemacht: Leichte Wanderungen und Spaziergänge, Badeurlaub mit tiefem Wasser und bequemen Liegemöglichkeiten. Städtereisen mit nicht allzu straffem Laufprogramm, dazu mildes Klima und viele Möglichkeiten, Pausen zu machen. Aber natürlich bedeutet das nicht, dass immer die Vernunft siegen muss.

Einen wichtigen Tipp hat mir mal ein Physiotherapeut gegeben. **„Du lebst mit der Krankheit, nicht für die Krankheit“,** sagte er. „Die Strumpfhosen sollen deine Stütze sein, nicht deine Bürde. Wenn du einen Brunnen oder einen Fluss siehst, in den du deine Füße strecken möchtest, dann lass dich von den Strümpfen nicht aufhalten. Das sollten sie aushalten können und schließlich sollen sie dazu da sein, dir das Leben zu verschönern!“

Immer wenn ich irgendwo Wasser sehe, ob an den Heilquellen in Rotorua, Neuseeland, an deutschen Großstadtbrunnen oder am Meer: Wenn ich spontan hineinspringen möchte, dann springe ich. Mit oder ohne Strumpfhosen. Und lange gehegte Lebensträume sollte man sich ohnehin nicht durch eine Krankheit verhageln lassen. Eventuell benötigt man nur die passende Ausrüstung oder ein vorbereitendes Training, damit die Reise gelingen kann.

21. Kleidung, die passt

Zu meinem 28. Geburtstag wünschte ich mir von meinen Freunden eine Farb- und Stilberatung. Ich hatte schon so viele Hinweise gehört, dass mein Kleidungsstil einer Überarbeitung bedurfte, dass es mir an der Zeit schien, etwas zu tun.

Mit Farben lenken

Farblich bin ich ein Sommertyp. Das ist allerdings für das Lipödem ziemlich unerheblich. Trotzdem war es ein interessanter Prozess. Vor einem Spiegel hielt mir die Stilberaterin eine ganze Reihe Tücher unter das Gesicht. Alle warmen, herbstlichen Farben, die sie an mich hielt, ließen mich sofort müde, langweilig und altbacken aussehen. Ich sah in etwa so aus, wie ich mir eine mittelalterliche Nonne vorstelle. Sie lenkten scheinbar den Blick auf unvorteilhafte Stellen in meinem Gesicht.

Farben, die kühl und sommerlich zart waren, ließen mich wacher und aufgeweckter wirken. Sie lenkten also den Blick nach oben auf mein Gesicht und meine Augen. Das gefiel mir ziemlich gut. Die Erkenntnis war auch, dass ich bislang dunkle und bräunliche Farben benutzt hatte, um mich zu verstecken. Die Farbberatung zeigte: Sie ließen mich zwar un*vorteilhaft* wirken, aber sicher nicht un*sichtbar*. Entgegen meiner bisherigen Tendenz sollte ich nun also zu hellen, sommerlichen Farben greifen.

Vorteilhafte Formen

Bezüglich des Formstils war die Beratung besonders hilfreich. Aus meinen Lieblings-Kleidungsstücken wurden die vorteilhaftesten herausgesucht und außerdem Regeln vermittelt: Die Beraterin empfahl mir alles, was Taille, Brust oder Hals betont. Außerdem Kombinationen, die dunkel (z. B. in Marineblau) sind und Ton in Ton Oberkörper und Unterkörper optisch verbinden – zusammen mit hellen Strickjacken und Blazern. Von Hosen und Röcken, die oberhalb des Knies enden, riet sie genauso ab wie von solchen, die zwischen Knie und Knöchel enden oder ganz bodenlang sind. Knielänge sei für Röcke bei mir am besten. Leicht ausgestellt eher empfehlenswert als schnurgerade. Als Hosen empfahl sie mir, zwischen Marlene-Stil (wollte ich ohnehin immer tragen), Boyfriend-Style (ist okay) oder Boot-Cut (war seit Teenagerzeiten ein Favorit) auszuprobieren. Dazu bieten sich taillierte Tops an, Tuniken oder Oberbekleidung im Babydoll-Stil.

Zu meinen Lieblingskleidungsstücken wurden Kleider in A-Linie oder Sanduhrform. Solche, die unter der Brust oder an der Taille am engsten sitzen und dann nach unten hin weit fallen. In diesen Kleidern fühle ich mich am wohlsten. Und ich kann sie mit Strümpfen in vielen Jahreszeiten tragen. Sehr selten trage ich Blusen und Tops, die in der Mitte des Oberarms enden. Entweder trage ich Tops, die mindestens bis zur Hälfte des Unterarms reichen (wenn sie an den Oberarmen weit genug geschnitten sind), oder ich trage Tops, die nur gerade die Schulter bedecken, wenn es sehr heiß ist.

Was wir Frauen mit Lipödem alle gemeinsam haben: Hosenkaufen ist wirklich nicht besonders leicht. Wer gänzlich vom Einkaufen frustriert ist und kaum Kleidung in einer passenden Größe findet, kann sich online zum Beispiel bei *Luna Largo* umschauen. Einer Marke, die auf Mode für Frauen mit Lipödem spezialisiert ist und von vielen Betroffenen empfohlen wird. Auch *Bonprix* ist beliebt: Viele Schnitte passen Frauen mit fülligen Beinen und Gesäß ganz gut. *Ulla Popken* stellt ebenfalls ausschließlich Mode in größeren Kleidergrößen her. Bei den genannten Marken kaufen auch viele Frauen Badeanzüge und Schwimmkleider. Ich persönlich schätze auch Secondhandkleidung und Kleidertausch sehr. Insbesondere in Zeiten, in denen ich wegen der Gewichtsabnahme ständig eine neue Kleidergröße brauchte, konnte ich so immer eingekleidet bleiben und gleichzeitig die Umwelt entlasten.

Stimmt die Größe noch?

Vor dem Einkaufen kann es sehr sinnvoll sein, sich noch einmal zu messen und mit einem Größenrechner herauszufinden, ob die Kleidergröße, die man zu haben scheint, auch wirklich stimmt. Ich hatte eine Zeitlang auch deshalb Probleme, Hosen zu finden, da ich lange dachte, eine Hosengröße 44, höchstens 46 müsste mir eigentlich passen. Ich hatte zwar bemerkt, dass ich zugenommen hatte, die Hosen rissen und platzten; ich dachte aber irgendwie unbewusst, meine Hosengröße müsste noch die Gleiche sein. Alle Hosenschnitte erschienen mir seltsam und nichts passte. Als ich dann einen Größenrechner benutzte, stellte ich fest: Du musst nach Größe 50 suchen und nach Kurzgröße! Also 25! XXL!

In dieser Zeit setzte für mich eine innere Verweigerung ein: Ich wollte mir keine Hosen in Größe 50 kaufen. Ich wollte einfach nicht, dass das meine Kleidergröße ist. Da lief ich lieber ein Jahr lang in der gleichen Hose, einer Männerhose, herum, die meinem damaligen Partner zu groß war. Es tut mir leid, das zu schreiben. Ich weiß, dass gerade auch Frauen dieses Buch lesen, die sich denken: „Ich wünschte, ich hätte wieder Größe 50.“ Ich entschuldige mich bei euch. Mein altes Ich wusste noch nichts über Selbst-Bodyshaming und Selbstbewusstsein jenseits des üblichen Fernsehzeitungsideals. Mein altes Ich wollte einfach nur schlank sein. Und es tat sich in diesem Moment selbst sehr leid.

22. So wichtig sind Freunde

Freundschaften zu anderen Menschen sind unglaublich wichtig. So wichtig wie jene zu deinem eigenen Körper. Erst seit Kurzem weiß ich, wie zentral Freundschaften auch für die Gesundheit sein können. Die US-amerikanischen Psychologen Seligman und Glasser halten die Rolle sozialer Beziehungen im Leben für grundlegend. Seligman sagt, es gibt 3 Wege, ein glückliches Leben zu führen: über persönliche Weiterentwicklung, sinnvolles Engagement für eine größere Sache oder durch das Suchen von Vergnügen und Genuss.

Eine Zutat aber benötigen alle Wege zum langanhaltenden Glück: soziale Beziehungen. Sie garantieren das Glück zwar nicht, aber sie sind ein essenzieller Bestandteil des Glücks.

Physische Gesundheit ist eng an die psychische Gesundheit geknüpft. Und wir erreichen sie als soziale Wesen nur mit anderen. Wenn wir diese Beziehungen zu anderen Menschen heilen und echte Nähe zulassen, können wir laut Glasser sogar schwere psychische Erkrankungen überwinden und damit gute Bedingungen für unsere Gesundheit schaffen.

Echte Verbindung zulassen

Mein Körper als Thema war für mich lange so sehr mit Scham besetzt, dass ich auch mit Freundinnen nicht darüber gesprochen habe. Oft habe ich Frauengruppen erlebt, die miteinander über ihre „Figurprobleme“ gesprochen haben. In Scherzen oder mit Diättipps, in Selbstkritik oder in Unterhaltungen über Neujahrsvorsätze. Für mich war dieses Thema immer so enorm belastend, dass ich mit niemandem darüber sprechen wollte, wenn es sich irgendwie verhindern ließ. Mit Freundinnen einkaufen zu gehen, war für mich immer eine fürchterliche Vorstellung. Überhaupt war „Weggehen“ oft eher schwierig. Vor der Diagnose konnte ich auch nicht so gut spazieren gehen. Irgendwann wurde ich ein bisschen zur Stubenhockerin.

Ich habe meine Freundschaften deshalb nicht völlig einschlafen lassen. Sie haben sich nur mehr und mehr auf andere Bereiche des Lebens verlagert. Sich zum Teetrinken zu treffen oder zur Vorbereiten eines Unireferats, das ging mit meinen Freundschaften immer sehr gut. Nur über meine größte Sorge und Belastung, das Verhältnis zu meinem Körper und die Angst, dass dieser immer und immer schwerer und schmerzhafter würde, konnte ich nicht sprechen. Meine Freundinnen haben mir das vermutlich dennoch angemerkt, denn gerade das Auslassen von Aktivitäten, das Einhüllen in dunkle Kleidung und das Aussparen von Themen verraten ja sehr viel. Auch die eigene Körpersprache spricht Bände.

Wenn meine Freundinnen, allesamt schlanker als ich, über ihre „Fettpölsterchen“ sprechen wollten, stiegen mir oft sofort die Tränen in die Augen oder es bildete sich ein Kloß im Hals. Ich konnte damit einfach nicht gut umgehen. Die wenigen Male, in denen ich mit Freundinnen über meinen Körper sprach, war ich völlig in

Tränen aufgelöst, so schwer fiel es mir. Meine Freundinnen waren dann schockiert, verständnisvoll und geduldig. Leider endete das Gespräch dann doch oft ratlos. Denn helfen konnte mir natürlich niemand. Und dann schwieg ich wieder jahrelang.

Viele Jahre lang habe ich den engsten Freundinnen lange frustrierte Geschichten erzählt, habe sie jeden abgelehnten Brief der Krankenkasse bis aufs Komma nachvollziehen lassen und jegliche Empörung über schlechte Behandlung bis ins Detail wiedergegeben. Was ich dabei meistens eigentlich sagen wollte, war: „Ich bin so traurig und wütend. Ich wünsche mir eine Umarmung, und dass du an meiner Seite bist." Und daran arbeite ich bis heute. Wenn ich nun so etwas sage, kommen mir auch oft die Tränen.

Meine Freundin nimmt mich in den Arm. Und ich merke, dass sich dabei etwas löst und mir immer wieder klar wird: **Ich bin doch nicht allein.**

Vielleicht ist hier die richtige Stelle, um einmal „Danke" zu sagen. Denen, die oft oder immer für mich da sind und waren und die mich auch dann mochten, wenn ich mich selbst nicht leiden konnte. Ihr seid im wahrsten Sinne des Wortes mit mir durch dick und dünn gegangen. Meine schönsten Erlebnisse verdanke ich euch.

Heilende Umarmungen

Berührungen zwischen erwachsenen Menschen, die nicht miteinander in einer Liebesbeziehung stehen, sind oft nur auf Begrüßungen und Verabschiedungen beschränkt. Dann gibt es – vor allem bei mittleren und jüngeren Altersgruppen – eine Umarmung. Und auch diese haben einen echten Gesundheitswert. Umarmungen senken zum Beispiel den Blutdruck. Forscher der Carnegie Mellon Universität und der Universität von Virginia wiesen sogar nach, dass mehr Umarmungen eine geringere Erkältungsanfälligkeit bewirkten. Schwedische Forscher zeigten: Auch die Schmerzempfindlichkeit und empfundene Stressbelastung sinken. Bezogen auf unsere Freunde gilt also: Habt Mut zur Umarmung. Umarmt euch lange und oft. Legt einander mal die Hand auf die Schulter und kommt euch näher. Am Ende tut uns das allen gut.

Eine tolle Frau, die ich einmal auf einer Reise kennenlernte, sagte mir einmal: „Eine richtige Umarmung dauert mindestens 3 tiefe Atemzüge lang.“ Zuerst war es ein ungewohntes Gefühl, aber dann sahen wir es wie eine Yogaübung. Umarmen, ausatmen, einatmen, ausatmen, einatmen, ausatmen, lösen, lächeln. Das Lächeln hatten wir dann automatisch im Gesicht. Und wenn es auch nur eine Umarmung war: Es fühlte sich an wie ein kleiner Wellnessurlaub.

SYMPTOMTAGEBUCH

Symptom	Montag	Dienstag	Mittwoch	
Schwellungen				
Gewebe-schmerzen				
Schwere Beine				
Unruhige Beine				
Negative Gedanken				
Extremer Appetit				
Schlaflosigkeit				
Wie hast du dir selbst gut getan?				
Was hat es bewirkt?				
Wofür bist du heute dankbar?				

Trage zu jedem Symptom ein, wann und in welcher Intensität es aufgetreten ist (0 bis 10). Was passierte davor oder währenddessen? Welche Gedanken traten bei dir auf?

	Donnerstag	Freitag	Samstag	Sonntag

MEIN (IDEALER) TAG MIT LIPÖDEM

Direkt nach dem Aufwachen nehme ich eine Kapsel Steinklee (gegen Schwellungen), eine Kapsel Kurkuma (entzündungshemmend) eine Tablette Mönchspfeffer (zur Zyklusregulierung), eine Kapsel Pregabalin (angstlindernd und gegen neuropathische Schmerzen) und eine Tablette L-Thyroxin (zum Ausgleich meiner Schilddrüsenunterfunktion). Die Steinklee-Einnahme verteilt man am besten über den Tag. Da man danach oft vermehrt zur Toilette muss, nehme ich sie nicht vor dem Schlafengehen ein.

Ich frühstücke einen großen Smoothie aus Obst, Blattgemüse, Nüssen oder Haferflocken und Wasser und trinke einen grünen Tee.

Anschließend arbeite ich oder erledige Dinge im Haushalt und mache dabei kleine Bewegungspausen, zum Beispiel während ich etwas lese oder telefoniere. Ich trinke am Vormittag etwa einen Liter Wasser oder Tee. An Tagen, an denen Arztbesuche, Lymphdrainage oder Termine im Sanitätshaus anstehen, arbeite ich etwas weniger.

Gegen Mittag mache ich oft einen strammen Spaziergang oder etwas Gymnastik. Ich esse einen großen Salat, viel Obst oder ein Gemüsecurry. Ich nehme eine weitere Kapsel Steinklee, Kurkuma und 2 Tabletten Selen.

Am Nachmittag arbeite ich oder mache Erledigungen. Ich versuche nicht länger als eine Stunde am Stück zu sitzen, immer wieder leichte Bewegung einzubauen. Ich trinke einen weiteren Liter zuckerfreie Flüssigkeit.

Abends esse ich mit der Familie. Auch hier kommt viel Gesundes auf den Tisch.

Gleich nach dem Abendessen mache ich mit meiner Partnerin eine halbe Stunde Sport. Wir schauen eine Lieblingsserie oder eine Dokumentation und joggen im Wohnzimmer auf der Stelle. Manchmal tanzen wir auch zu Musik, und wenn wir mehr Zeit haben, gehen wir schwimmen. Oft stehen am Abend noch Erledigungen oder Besorgungen an.

Nachdem die Kinder im Bett sind, kommt der entspannte Teil des Abends. Ich nehme eine zweite Tablette Pregabalin ein, dusche, mache es mir mit einem Buch bequem, höre ein Hörbuch oder eine geleitete Meditation, creme oder öle meine Schlüsselbeine, meinen Bauch und meine Beine ein. Ich imitiere dabei die Bewegungen der Lymphdrainage, atme ruhig und tief. Ich sage mir: Es gibt nichts (mehr) zu tun und nichts mehr zu erreichen. Etwa eine Stunde vor dem Schlafen nehme ich Melatonin ein, um mir das Einschlafen zu erleichtern.

NACHWORT

Wenn ich vor ein paar Jahren Leserin dieses Buchs gewesen wäre, hätte ich vermutlich keine einzige der Checklisten, die im Anhang zu finden sind, umgesetzt. Ich hätte vor allen Dingen diejenigen ausgelassen, die etwas mit Selbstfürsorge und Selbstreflexion zu tun haben. Wahrscheinlich wäre ich davon ausgegangen, dass Lesen und Verstehen reicht. Wozu noch eine Übung machen? Heute sehe ich das ganz anders. Kognitives Verständnis hat mir in meinem Leben häufig geholfen, allerdings selten bei den emotionalen Themen und in den Bereichen, bei denen es um das Verändern von Gewohnheiten geht. In diesen Bereichen bin ich mittlerweile davon überzeugt, dass man Dinge probieren, kreativ umsetzen, zeichnen, notieren und aussprechen muss, wenn sich etwas bewegen soll. Wenn es dir als Leserin so ging wie mir damals, dann empfindest du jetzt nach der Lektüre vielleicht das Bedürfnis, noch einmal in einzelne Kapitel zurückzugehen, die Checklisten anzuschauen und die eine oder andere Übung durchzuführen. Vielleicht empfindest du das aber auch überhaupt nicht. Eventuell legst du das Buch jetzt auch erst mal zur Seite oder schaust in ein paar Monaten wieder hinein.

Ich habe an diesem Buch 7 Jahre lang geschrieben. Es stellt meinen Weg dar, mit der Krankheit umzugehen. Sie zu verstehen, zu verarbeiten, zu bekämpfen und auch zu akzeptieren. Zunächst habe ich nur mit vielen Menschen gesprochen, dann viel gelesen, dann viel ausprobiert. Danach wieder gesprochen, gelesen, ausprobiert. Nach und nach führten die Wege immer weiter weg von all den Dingen, die ich in den allerersten Jahren gelernt hatte. Und nicht alles, was ich recherchiert habe, passte am Ende auch ins Buch. Ein Teil findet sich auch in verschiedenen Magazinen und Blogs, auf der Facebookseite von „Leichter leben mit Lipödem“ und in einem umfangreichen Selbsthilfekurs, den ich anbiete.

Ich bin keine Medizinerin. Ich bin eine Patientin und Journalistin. Das, was hier steht, ist mein Weg. Ich habe ihn zum großen Teil gefunden, bevor ich einige wichtige Erkenntnisse auch in empirisch belegter Form finden konnte. Und viele dieser Ergebnisse sind für uns Patientinnen auch heute noch gut versteckt. Inzwischen bin ich stolz darauf, dass ich die Krankheit jeden Tag ein bisschen mehr in ihre Schranken weise. An manchen etwas mehr, an manchen weniger. Und ich begleite und berate nun auch andere auf ihrem Weg mit dem Lipödem.

Ich bin stolz darauf, dass das, was ich gelernt habe, indem ich mich immer besser kennenlernte und die wissenschaftlichen und persönlichen Texte anderer studierte, so stark zu dem passt, was die aktuelle Forschung und die großen Lymph- und Fettzellkonferenzen als förderlich zusammenstellen. Eine Nachricht von The Lymphie Life, einer Bloggerin zu Lymphthemen, fasst die letzte Konferenz der *Fat Disorder Research Society* gut zusammen. Irgendwie könnte es aber auch eine Zusammenfassung dieses Buches sein:
„Ein Ansatz [um Lipödem zu bekämpfen] mit vielen Facetten kann all dies beinhalten: manuelle Lymphdrainage, Aromatherapie, leichtes Trampolinspringen, Yoga, gesunde Ernährung, Meditation, Kräutermedizin, [...] CBD, Zeit in der Natur, Wassertherapien, tiefes Atmen, Pilates, Tai-Chi – und Liebe!“

Schöner hätte ich es auch nicht sagen können. Ich wünsche uns allen, dass wir bald gut leben können mit dem Lipödem: Mit unserer Selbstfürsorge, gesellschaftlichem Respekt für unsere Erkrankung, zuverlässiger Forschung, Unterstützung durch unsere Arbeitgeber und Familien und einer sich wandelnden Welt, in der die Unterschiedlichkeit von Körpern mehr willkommen geheißen wird, als es bisher der Fall war. Eine Welt, die ideal für Lipödem-Patientinnen ist, ist auch ideal für andere: Wir haben Verständnis für die eigenen Schwächen und die von anderen. Wir akzeptieren Menschen, wie sie sind. Wir stützen uns gegenseitig, erkennen unsere Stärken und erlauben uns, gut zu uns selbst und zueinander zu sein.

Hoffentlich kann dieses Buch dabei helfen, dass auch du deinen Weg mit der Erkrankung findest und bald ein leichteres Leben mit Lipödem führen kannst.

CHECKLISTEN

Habe ich ein Lipödem?

1. Sind deine Beine schwer und deutlich dicker als dein Oberkörper? ☐
2. Sind sie rechts und links etwa gleich dick und besonders an den Hüften und Oberschenkeln ausladend? ☐
3. Sind deine Beine druck- oder berührungsempfindlich? ☐
4. Bekommst du schnell blaue Flecken? ☐
5. Schwellen deine Beine besonders an warmen Tagen gegen Abend an? ☐
6. Hast du häufig oder dauerhaft Schmerzen in den Beinen? ☐
7. Schläfst du oft schlecht oder bist häufig erschöpft? ☐
8. Hast du ein sehr weiches Bindegewebe oder knubbeliges Fett unter der Haut? ☐
9. Bist du überbeweglich? ☐
10. Sind deine Oberarme eventuell auch dicker, als dein restlicher Oberkörper es vermuten lässt? ☐
11. Gab es einen Zeitpunkt in deinem Leben, an dem du sehr stark an einigen Körperstellen zugenommen hast, aber kaum an anderen? ☐
12. Hast du schon verschiedene Formen von Bewegung und gesunder Ernährung ausprobiert, hast dabei aber kaum an den betroffenen Körperstellen Gewicht verloren? ☐
13. Hast du manchmal Angst, dass dein Gewicht unaufhaltsam wachsen könnte? ☐
14. Hast du Cellulitis oder Matratzenhaut? ☐
15. Hast du eine ärztliche Diagnose? ☐

Der nächste Arztbesuch

1. Arbeite die Checkliste „Habe ich ein Lipödem?“ durch. Wenn du 7 Fragen oder mehr mit Ja beantwortet hast oder weniger Symptome hast, unter denen du jedoch sehr leidest, solltest du ärztlich abklären lassen, ob du ein Lipödem hast. ☐
2. Vereinbare einen Arzttermin. Wähle dafür jemanden aus, der sich mit dem Lipödem auskennen. Wenn dein*e Hausarzt*ärztin sich nicht auskennt, recherchiere Fachärzte*innen der Lymphologie, Phlebologie, Ödematologie, Angiologe, Dermatologie oder solche, die auf ihrer Webseite auf eine Spezialisierung für Lipödem hinweisen. ☐
3. Wenn du zu Allgemeinmedizinern*innen gehst, bringe eine Kopie eines Kurztexts zum Lipödem mit. Erkläre, dass viele – auch Fachleute – die Krankheit nicht kennen, du aber vermutest, darunter zu leiden. ☐
4. Wenn Ärzte*innen dich schlecht behandeln, beleidigen, dir kaum zuhören, dich nicht ernst nehmen oder dir sagen, du müsstest einfach nur abnehmen, dann suche dir andere Ansprechpartner*innen, die respektvoll mit dir umgehen. ☐
5. Lege eine Liste mit allen Beschwerden vor. Ob Probleme mit Bauchschmerzen, Orthopädie oder Schlaf bestehen, Ängste oder Depressionen vorliegen: Gehe nicht von vornherein davon aus, dass die verschiedenen Beschwerden nicht miteinander in Verbindung stehen. Wenn Antriebslosigkeit oder Schlaflosigkeit bestehen, bitte auch darum, dass die Schilddrüsenwerte überprüft werden. ☐
6. Wenn ein Lipödem besteht, bitte um eine Verordnung für Lymphdrainagen und Kompressionsstrümpfe sowie um eine Einschätzung, ob die Therapie mit einem Klinikaufenthalt beginnen sollte. ☐
7. Sprich offen über die Art deiner Schmerzen. Treten sie dauerhaft oder temporär auf? Sind sie stechend oder drückend? Besteht Spannung auf der Haut? Ist der Schmerz abends oder nachts stärker als am Tag? Wenn die Schmerzen dein Leben beeinträchtigen und dich daran hindern, dich genügend zu bewegen, besprich, welche Art von Medikation für dich (temporär) geeignet sein könnte. ☐

8. Besprich ausführlich, welche sonstigen Medikamente du einnimmst und ob diese im Verdacht stehen könnten, das Lipödem nachteilig zu beeinflussen. ☐
9. Frage nach, ob es möglich ist, im Labor erweiterte Schilddrüsenwerte, ein Lipidprofil, Glukoselevel, Insulinwerte und Hämoglobin A1C (HBA1C) zu untersuchen. ☐

Kompression

1. Beobachte den Sitz deiner derzeitigen Kompressionsversorgung bezüglich Schwellungen und Funktionalität:
   Ist sie an einigen Stellen zu weit? Zu eng? Zu alt? Beschädigt? An welchen Stellen schwillt der Körper unter der Kompression? Rutscht sie? Besteht noch gar keine Versorgung? ☐
2. Beobachte den Sitz deiner derzeitigen Kompression bezüglich des generellen Tragekomforts: Ist atmen darin schwierig? Drückt es an den Rippen? Geht es der Haut an allen Stellen gut? ☐
3. Beobachte den Sitz deiner derzeitigen Kompression bezüglich der gewählten Form: Sind alle betroffenen Körperstellen eingeschlossen? ☐
4. Vereinbare einen Arzttermin für die Verschreibung von Kompressionsstrümpfen (inklusive Wechselversorgung). ☐
5. Vereinbare einen Termin zur Ausmessung im Sanitätshaus für einen frühen Vormittag. ☐
6. Beschreibe deine Beobachtungen im Sanitätshaus. Und wähle geeignete neue Kompressionsversorgung aus. Eventuell passt ein anderes Modell besser. Vielleicht muss etwas enger gemessen werden, um andere Körperstellen besser zu stützen. ☐
7. Sende eventuell einen Kostenvoranschlag an deine Krankenkasse, bevor die Versorgung bestellt wird. ☐
8. Gib dem Sanitätshaus grünes Licht für die Bestellung. ☐
9. Probiere die Versorgung an. Fühlt sich etwas falsch an? Ist irgendwo ein Fabrikationsfehler? Sprich mögliche Probleme gleich im Sanitätshaus an. Bitte um ein Paar Handschuhe, die beim Anziehen assistieren. ☐
10. Übe das Anziehen. Die Strumpfhosen müssen genau richtig sitzen; die Naht läuft genau die Mitte der Wade entlang. Es gibt nirgendwo Falten oder Rollen. ☐
11. Teste die Versorgung in den nächsten Tagen. Wie fühlen sich die Beine abends an? Kneift es irgendwo? Musst du sie ständig wieder nach oben ziehen? ☐
12. Notiere deine Beobachtungen im Symptomtagebuch. ☐

Ernährung I – Was will ich essen?

1. Mache eine Einkaufsliste für deinen nächsten Einkauf: Notiere alle deine liebsten Obst- und Gemüsesorten und schreibe auch Linsen, Bohnen und Kichererbsen auf. ☐
2. Überprüfe dein Gewürzregal: Was ist schon drin? Auf welche Geschmacksrichtungen hast du noch Lust? Isst du gerne chinesisch, indisch oder mexikanisch? Suche dir eine der Gewürzpaletten aus und setze sie ebenfalls auf die Einkaufsliste. ☐
3. Was magst du überhaupt nicht? Keine Angst! Das muss auch nicht auf den Einkaufsplan. Nur wenn du gar kein Obst und Gemüse magst, dann überlege, welches du vielleicht am wenigsten schrecklich findest oder welchem du eine zweite Chance geben würdest. ☐
4. Kaufe auf jeden Fall ein paar Zitronen oder Limetten. ☐
5. Beim Einkauf: Ist dein Einkaufswagen etwa zur Hälfte mit Obst und Gemüse gefüllt? Zu einem Viertel mit vollwertigem Getreide, einem guten Brot, Saaten oder Quinoa? Und zu einem Viertel mit gesunden protein- oder fetthaltigen Lebensmitteln wie z. B. Kichererbsen, Bohnen, Linsen, Nüssen, Mandeln und Kernen? ☐
6. Hast du an Knoblauch und Zwiebeln gedacht? ☐
7. Entscheide, ob du Süßigkeiten oder Knabberzeug in Maßen in deinem Haus haben kannst oder ob es dir leichter fällt, sie vollständig aus deinem Einkauf zu verbannen. ☐
8. Koche eines der Gerichte aus den Rezepten und schaue, ob es dir gut schmeckt. Wenn du vermutest, dass du es magst, dann koche gleich eine große Portion, sodass du auch ein gesundes Essen für die Mittagspause hast. ☐
9. Schau dir an, welcher Smoothie dir am besten schmecken könnte, und probiere ihn aus. Es gibt mittlerweile günstige Mixer für große und kleine Smoothieportionen. Die Rezepte aus dem Buch kannst du ruhig verdoppeln. ☐

10. Entwickle deinen eigenen Smoothie nach der Smoothieformel: ein Drittel farbloses Obst, ein Drittel buntes Obst oder Blattgemüse, ein Drittel Wasser und ein paar Nüsse/Saaten. ☐
11. Denke an dein Lieblingsgericht: Wie kannst du es mit mehr gesunden Lebensmitteln anreichern und einige unvorteilhafte herausnehmen? ☐
12. Probiere aus, ob du bei einigen Gerichten die Salzmenge verringern kannst. ☐
13. Mache dir nach der Salatformel in Abschnitt „Ernährung: Bitte nicht geißeln“ einen Lieblingssalat mit einem selbstgemachten Dressing. ☐
14. Iss zu jeder Mahlzeit eine große Portion (gerne auch einen ganzen Teller voll) Gemüse (ohne Sahne- und Buttersoßen) gedünstet, roh oder kurz gekocht. ☐

Ernährung II – Wie will ich essen?

1. Probiere aus, jeden Tag mit einem großen Glas Wasser und frischer Zitrone zu beginnen. ☐
2. Treffe eine Entscheidung, inwiefern du kalorienhaltige Getränke reduzieren oder komplett mit Wasser und zuckerfreiem Tee ersetzen kannst. ☐
3. Helfen dir Regeln? Probiere einige Tage aus, sehr strikt nur während der Mahlzeiten zu essen und keine Ausnahmen zu machen. Oder spürst du tatsächlich, wenn du Hunger hast, und kannst dich daran halten, nur zu essen, wenn du hungrig bist? ☐
4. Sei konsequent darin, nur dann zu essen, wenn du gerade nicht wütend, gestresst oder aufgebracht bist. Komme vor dem Essen zur Ruhe. Einige tiefe Atemzüge helfen dir dabei. ☐
5. Überlege, ob du gerne frische Sprossen oder Kräuter in deiner Küche haben möchtest. Es ist gar nicht viel Arbeit. ☐
6. Falls du darunter leidest, in manchen Momenten so viel oder so ungesund zu essen, dass es dir anschließend schlecht geht, stelle dir einen Notfallplan mit alternativen Verhaltensweisen zusammen und bewahre ihn an einem sicheren Ort auf. ☐
7. Frage dich bei Einkaufs- und Essensentscheidungen:
   Wie geht es mir, wenn dieses Lebensmittel in meinem Körper ist:
   nach 10 Sekunden, nach 10 Minuten, nach 10 Jahren? ☐
8. Kannst du beim Essen eine angenehme Atmosphäre schaffen und dich ganz auf die Nahrung konzentrieren? ☐
9. Hast du andere Menschen, die dir dabei helfen können, dich mit ihnen gemeinsam gesund zu ernähren? Falls du auch für andere kochst: Gibt es eine Möglichkeit, so zu kochen, dass die Bedürfnisse von mehreren erfüllt werden, aber deine gesundheitlichen Bedürfnisse nicht an letzter Stelle stehen? ☐
10. Kannst du es schaffen, bei den meisten Mahlzeiten einen Anteil von mindestens 50 Prozent nährstoffreichen, pflanzlichen Lebensmitteln zu dir zu nehmen? ☐

Bewegung

1. Plane für den heutigen Tag 5 Minuten mehr an Bewegung ein als sonst. ☐
2. Überprüfe, ob dein bisheriges Bewegungsprofil Elemente enthält, die für dich ungünstig sind: z. B. Sport ohne Kompression, stark verletzungsanfällige Bewegungsformen, lange Phasen von Bewegungslosigkeit, und ob du diese Risikofaktoren verringern kannst. ☐
3. Mache einen Wochenplan, bei dem du an jedem Tag einen halbe Stunde (oder zweimal 15 Minuten) für Bewegung einplanst. Das kann je nach Leistungsfähigkeit etwas Dehngymnastik sein, ein Spaziergang oder eine Runde Jogging im Wohnzimmer. ☐
4. Probiere aus, welche Zeiten für dich gut sind für Bewegung. Für mich sind 11 Uhr und 17 Uhr optimal. Was sagt dein Körper? ☐
5. Nimm ein Schnupperangebot für Gruppensport wahr, z. B. Pilates, Yoga, Aerobic, Zumba, Bauchtanz oder NIA. Schaue dir an, ob dir die Gruppe gefällt und du häufiger hingehen möchtest. ☐
6. Probiere einige sportliche Videos aus und turne mit: Überprüfe, ob das Fitnessniveau zu dir passt, ob du Übungen abwandeln möchtest oder ob andere Videos besser zu dir passen. ☐
7. Kaufe einen Schrittzähler und nutze ihn für einige Wochen. Kannst du deine tägliche Schrittzahl um einige hundert oder sogar einige tausend Schritte erhöhen? Finde heraus, wie oft du dich bewegen musst, um 10000 Schritte zu erreichen. ☐
8. Wo hast du die Möglichkeit, regelmäßig schwimmen zu gehen? Ist es für dich vorstellbar? ☐
9. Probiere verschiedene Bewegungsmöglichkeiten im Wasser aus. ☐
10. Nimm dir 20 Minuten Zeit. Dein Auftrag: Bewege dich so, wie es dir guttut. ☐
11. Lerne auf deine Körpersignale zu hören. Kannst du kleine Bewegungen durchführen, wenn deinem Körper danach ist? ☐

Glaubenssätze

1. Beobachte, in welchen Momenten dein Leben besonders stressreich ist. Was versuchst du gerade zu erreichen? Für wen tust du es? Tust du es gerne? Wenn nicht: Ist deine Aufgabe wirklich in vollem Umfang so notwendig, wie du denkst? Was wäre, wenn du sie nicht (im gleichen Maß) erfüllen würdest? Und was ist der Preis, den du dafür zahlst, die Aufgaben vorbildlich zu erfüllen? ☐
2. Beobachte, welche Glaubenssätze dich davon abhalten, gut zu dir und deiner Gesundheit zu sein? Nimm die Sätze gründlich auseinander. Stimmen sie? Oder müssen sie umformuliert werden, um wahr zu sein? Wo können Freiräume entstehen, die dir ein selbstfürsorgliches Handeln erlauben? ☐
3. Hast du Glaubenssätze, die auf Perfektionismus oder starke Angst hinweisen? Was wärst du ohne Perfektionismus? Ohne Ängste? Kannst du dir vorstellen, entsprechend einschränkende Glaubenssätze loszulassen? ☐
4. Lerne in dich hineinzuhören. Welche Gefühle sind für dich tabu? ☐
5. Versuche einige Loslasstechniken (Möglichkeit Nr. 8 im Buch: Releasing): Funktioniert für dich eher etwas Körperliches wie Singen, Schwimmen, Boxen oder progressive Muskelentspannung? Oder etwas Kreatives wie Schreiben oder Kunst? ☐

Operationen

1. Besprich zunächst mit einem*r Arzt*Ärztin deines Vertrauens, ob Lipödem-Operationen in deinem Fall sinnvoll sein könnten oder ob etwas dagegenspricht. Welche Erfolge haben die anderen Behandlungen bereits gebracht? Wie groß ist dein Leidensdruck? Wie hoch dein persönliches Operationsrisiko? Lasse auch ein kleines Blutbild machen. ☐
2. Wenn ihr zu dem Ergebnis kommt, dass eine Operation einen hilfreichen nächsten Schritt darstellt, recherchiere einen operierende*n Arzt*Ärztin, der auf Lipödem-Liposuktionen spezialisiert ist. Führe eine eigene Online-Recherche durch und frage nach den Erfahrungen anderer Patientinnen in Foren und Gruppen. Vereinbare einen Termin zur Voruntersuchung. ☐
3. Bringe alle Gesundheitsinformationen zur Voruntersuchung mit, die dir vorliegen. ☐
4. Achte bei der Voruntersuchung auf dein Bauchgefühl. Wird in dieser Arztpraxis respektvoll mit Patientinnen umgegangen? Hast du das Gefühl, dem*der Operierenden liegt die Gesundheit der Patientinnen am Herzen? Fühlst du dich gut beraten und nicht gedrängt? Spricht das Praxisteam respektvoll über vorherige Patientinnen? Entsteht der Eindruck, dass sich das Team regelmäßig fortbildet? Frage nach Operationsablauf und Prognose für deine Situation. Eventuell gibt es auch anonymisierte Vorher-Nachher-Bilder einer Patientin desselben Stadiums, die man dir zeigen kann. Gibt es Bedingungen, die vor einer Operation erfüllt werden sollten (z. B. Gewichtsabnahme, Entstauung, konsequente Kompressionstherapie)? ☐
5. Lasse dir vor dem Nachhausegehen die schriftlichen Patienten*innen-Informationen und einen Kostenvoranschlag mit Notwendigkeitsbegründung geben oder bitte darum, dass sie dir zugesendet werden. Sende den Kostenvoranschlag mit der Begründung, warum die Operation nötig ist und welche Verschlechterungen bei Nichtoperation zu erwarten sind, an deine Krankenversicherung mit der Bitte um Kostenübernahme. ☐

6. Gehe ganz tief in dich: Möchtest du operiert werden? ☐
7. Wenn die Operation ansteht: Kümmere dich im Vorfeld der Operation gut um dich, trage Kompression, bewege dich gut und ernähre dich vitamin- und nährstoffreich. Reiche für 3 Wochen Urlaub ein oder besprich die Krankschreibung mit deinem Arbeitgeber. Halte dich an die Anweisungen der behandelnden Ärzte*innen und besorge dir Binden und Pads, um nach der Operation Flüssigkeit aus den Einstichwunden aufzusaugen. ☐
8. Halte dich am Tag der Operation an die Vorgaben zu Nahrung und Medikamenten. Frage eine liebe Person, ob sie dich zum Krankenhaus begleiten und am nächsten Tag abholen kann. ☐
9. Ruhe dich in den ersten Tagen nach der Operation aus, dein Kreislauf könnte beeinträchtigt sein. Trinke viel und iss viel Obst und Gemüse. Bewege dich leicht, wenn es möglich ist. Behandle deine Blutergüsse und Schwellungen nach vorheriger Absprache mit Cremes und sehr vorsichtiger Selbstmassage. ☐

Psychotherapie & Entspannung

1. Nimm dir einen Moment der Selbstreflexion. Werde dir darüber klar, ob und wie sehr dich das Lipödem oder andere Faktoren in deinem Leben psychisch beeinträchtigen. Bist du oft müde, traurig, verzweifelt, ängstlich oder fühlst dich leer? Vielleicht ist es an der Zeit, deiner Psyche Aufmerksamkeit zu schenken. ☐
2. Kannst du Erkenntnisse gut umsetzen, wenn dein Verstand sie ergründet und umdeutet? Dann könnte eine Form der kognitiven Verhaltenstherapie (KVT) für dich hilfreich sein. ☐
3. Hast du sehr schwere Verletzungen erlitten, von denen du dich kaum erholen kannst? Bist du akut suizidgefährdet oder in einer besonders schwierigen Lebenssituation, in der alles Kopf steht? Sprich mit deinem*r Arzt*Ärztin über einen stationären Klinikaufenthalt. ☐
4. Ist deine Psyche in erster Linie von deinem Verhältnis zu deinem Körper belastet? Schaue dich um, ob es in deiner Nähe Angebote für Körpertherapie gibt. ☐
5. Vielleicht lernst du gerne mit Büchern? Schaue dich nach Ratgeberlektüren zum Thema Selbstakzeptanz um. ☐
6. Schaue dir ein Video über Klopftechniken an und probiere sie aus. ☐
7. Mache eine Liste mit Dingen in deinem Leben, die du als Verpflichtungen wahrnimmst. Welche dieser Dinge kannst du aufgeben oder einschränken? Was ist dazu nötig? ☐
8. Betrachte die Dinge, über die du dich aufregst, genauer: Welche davon sind veränderbar, welche unveränderbar? Welche kannst du angehen, bei welchen kannst du lernen zu akzeptieren – auch mit professioneller Hilfe? ☐
9. Schaue in dein Symptomtagebuch: Bemerkst du, dass Schmerzen oder Schwellungen stärker sind, wenn es dir psychisch weniger gut geht? Nach welchen Aktivitäten sind die Schmerzen gering? ☐

10. Hast du Angst, dass Menschen dich aufgrund deiner Erkrankung ablehnen? Rufe dir einzelne Situationen in Erinnerung: Welche anderen Auslegungen könnte es noch für ihre Aussagen oder ihr Verhalten geben? ☐
11. Baue wiederholt Atempausen in deinen Tag ein. Atme tief und ritualisiert, z. B. nach dem Aufstehen, vor jedem Essen, im Bus, auf dem Weg zur Toilette, vor dem Einschlafen. ☐
12. Probiere eine Achtsamkeitsmeditation aus. ☐
13. Welche Verpflichtungen und Belastungen kannst du einschränken, um mehr Zeit für mehr Selbstfürsorge zu haben? ☐
14. Überlege dir, wie du unechte, unbewegliche „Entspannungsmethoden" (langes Fernsehen, Computerspielen, Internetsurfen) durch hilfreiche ersetzen kannst. ☐
15. Probiere berührungsbezogene Entspannungsmethoden, Aromatherapie oder achtsame Waldspaziergänge aus. ☐
16. Beginne ein Dankbarkeitstagebuch zu führen: Notiere täglich 5 Geschehnisse oder Momente, für die du dankbar bist. ☐

Versicherungen & Recht

1. Bevor du eine Krankenkasse auswählst, höre dich bei anderen Lipödem-Patientinnen um, mit welchen Kassen sie gute Erfahrungen gemacht haben. Solltest du in der Situation sein, zwischen privater Krankenversicherung und gesetzlicher Kasse wählen zu können, besprich mit einem*r Vertreter*in dieser Versicherungen oder einem unabhängigen Versicherungsberater, welche Option für dich die beste ist. ☐
2. Wenn deine jetzige Krankenkasse, Versicherung oder Beihilfestelle Kosten nicht abdeckt, schreibe zunächst einen Widerspruchsbrief und erkläre, warum die Übernahme wichtig ist. Bitte eine*n behandelnde*n Arzt*Ärztin um ein Schreiben, das deinen Widerspruch unterstützt. ☐
3. Wenn du vor 2012 eine private Versicherung abgeschlossen hast: Überprüfe, ob du einen Unisextarif hast. Wenn nicht: Vergleiche beide Verträge und bitte deine Versicherung um Umstellung. ☐
4. Falls du noch vor der Diagnose Lipödem stehen solltest: Mache Vertragsänderungen möglichst bevor die Diagnose gestellt wird. ☐
5. Bleibe am Ball. Sprich wenn nötig auch persönlich mit den Mitarbeitern*innen der Krankenversicherung. ☐
6. Schließe eine Rechtsschutzversicherung ab und wende dich, wenn es hart auf hart kommt, an eine*n Rechtsanwalt*anwältin oder eine*n Berater*in, der*die auf die Verteidigung von Lipödem-Patientinnen spezialisiert ist. ☐
7. Überprüfe, welche Präventionsmaßnahmen (wie Rehasport, Ernährungsberatung, Stressbewältigung) deine Krankenkasse übernimmt und ob du davon etwas wahrnehmen möchtest. ☐
8. Überprüfe gegebenenfalls Finanzierungsmöglichkeiten durch Kredite für medizinische Eingriffe. ☐
9. Gib medizinische Ausgaben als außergewöhnliche Belastungen in der Steuererklärung an. Hierzu können beispielsweise Rezeptkosten, Anfahrten zu Ärzten*innen, Kliniken oder Physiotherapie, Zuzahlungen zu Krankenhausaufenthalten, Stromkosten für apparative, intermittierende Kompression sowie Kosten einer Liposuktion gehören. ☐

Arbeitsplatz

1. Höre in dich hinein: Wie geht es dir während des Arbeitstags und was würde dir und deinen Beinen den Tag erleichtern? ☐
2. Wie ging es dir beim Lesen des Kapitels zu Maßnahmen am Arbeitsplatz? Ist die Vorstellung für dich unangenehm, am Arbeitsplatz Hilfe anzunehmen? Woher kommt dieses Gefühl? ☐
3. Baue in deinen Tag – am besten zu festen Uhrzeiten – eine kleine Bewegungspause ein. Schon 5 Minuten alle 2 Stunden machen einen großen Unterschied. ☐
4. Bewege dich auch an deinem Arbeitsplatz, wenn es geht. Wippe mit den Beinen und Füßen, dehne dich und kreise die Schultern zurück. Atmen nicht vergessen. ☐
5. Überlege, wie du deine Ernährung am Arbeitsplatz – alleine oder gemeinsam mit Kollegen*innen – gesünder gestalten kannst. ☐
6. Sprich mit der Personalabteilung oder der Schwerbehindertenvertretung über Möglichkeiten, deine wiederkehrenden, krankheitsbezogenen Termine über die Zeiterfassung anzuerkennen. Auch für einen höhenverstellbaren Schreibtisch, einen kühleren Arbeitsplatz oder den Antrag auf Telearbeit sind dies die richtigen Anlaufstellen. ☐
7. Hand aufs Herz. Frage dich: Könntest du dich mit weniger Stunden besser um dich kümmern? Wäre eine solche Veränderung finanziell vorstellbar? ☐
8. Wenn du seit Längerem über eine berufliche Veränderung nachdenkst, die eine bessere Balance zwischen Bewegung und sitzender Tätigkeit aufweist, finde heraus, was dich davon abhält, einen neuen Abschnitt zu beginnen. ☐
9. Wenn deine Arbeitsfähigkeit sehr eingeschränkt ist: Besprich mit deinem*r Arzt*Ärztin, ob die Notwendigkeit für (erneute) Rehamaßnahmen, Wiedereingliederung, Schwerbehindertenstatus oder Arbeitsunfähigkeit vorliegen könnten. ☐

Selbstakzeptanz & Partnerschaft

1. Beobachte deine Gedanken: Wann sind deine Gedanken selbstablehnend, wie sehen sie aus? Wie wirken sich deine Gedanken auf dein Handeln aus? Vermeidest du bestimmte Aktivitäten? ☐
2. Was geht in dir vor, wenn du ein Kompliment bekommst? Kannst du es annehmen? Empfindest du dein Umfeld und deine Partnerschaft als stützend? Wenn nicht, was kannst du tun, um dich häufiger in einem konstruktiven Umfeld aufzuhalten? ☐
3. Mache eine Liste mit Aspekten deines Körpers und deines Wesens, die du schön findest. Schließe alles ein, was man sehen, fühlen, hören, riechen oder schmecken kann. ☐
4. Brauchst du einen Neustart? Was kannst du tun, um deinem Körper Zuwendung zu geben und dich in ihm wohlzufühlen? ☐
5. Bist du in einer Beziehung? Überprüfe, ob du dich in deiner Partnerschaft und mit deinem*r Partner*in wohlfühlst. Welche Punkte möchtest du ansprechen, um dich noch wohler fühlen zu können? Bei welchen Punkten gibt es seit Jahren Missverständnisse? Versteht dein*e Partner*in dich und deine Erkrankung? ☐
6. Welche Gedanken hast du zu eurer Zärtlichkeit und Intimität? An welchen Stellen klaffen Bedürfnisse auseinander? Und wie könnt ihr (auch im Gespräch) wieder zusammenkommen? ☐
7. Könnt ihr so aufeinander achten, dass Sexualität und Kuscheln fließend ineinander übergehen und auch Pausen völlig in Ordnung sind? ☐
8. Probiert andere Berührungsformen wie Partnermassage und Partner-Reiki aus. ☐
9. Rufe dir in Erinnerung, dass sowohl du als auch dein*e Partner*in Grundrechte in der Beziehung haben: Aufmerksamkeit, Zusammenhalt, Ausgewogenheit, Zuneigung, positive Grundannahmen, Dankbarkeit und Ehrlichkeit bezüglich der jeweiligen Bedürfnisse. ☐
10. Notiert Wünsche, die ihr aneinander habt. Besprecht auch, welche Gewohnheiten sich eingeschlichen haben, mit denen ihr vielleicht nicht mehr glücklich seid. ☐

11. Besprecht miteinander, was bei der Sexualität schwerfällt oder welche Signale ihr euch geben könnt, wenn etwas unangenehm ist. ☐
12. Lerne über Selbststimulation deinen Körper wieder besser kennen und profitiere von den Gesundheitswirkungen von Orgasmen. ☐
13. Schreibe einige der Formulierungen auf, mit denen du dich kritisierst. Kannst du deine Gedanken so umformulieren, dass sie konstruktiv und freundlich dir selbst gegenüber sind und dich gelegentlich daran erinnern, nett mit dir selbst zu sprechen? ☐
14. Betreibst du in deinem Kopf Selbst-Bodyshaming oder erlebst du körperbezogene Beleidigungen in deinem Umfeld oft mit? Wie kannst du solche Aussagen positiv beeinflussen oder dich seltener mit ihnen umgeben? ☐
15. Kennst du positive Rollenmodelle, die die Unterschiedlichkeit von Körpern feiern, anstatt sie zu verteufeln? Schaue dir immer einmal wieder Beiträge an, die körperpositiv sind und Frauen mit unterschiedlichen Formen zeigen ☐
16. Dekoriere deine Wohnung, wie es dir gefällt. Vielleicht auch mit Kunst, die kurvige Frauenkörper zelebriert. ☐
17. Hänge große affirmative Botschaften in deiner Wohnung auf oder verstecke kleine gerahmte oder gefaltete Zettel mit körperpositiven Botschaften. ☐
18. Bist du mental darauf vorbereitet, möglicherweise Gewicht loszulassen und dich körperlich zu verändern? Hast du Befürchtungen, dass sich etwas zum Negativen verändern könnte, wenn du Gewicht und Umfänge verlierst? ☐

Freundschaft mit deinem Körper

1. Nimm dir vor, mit deinem Körper Freundschaft zu schließen. ☐
2. Plane eine Verabredung mit deinem Körper in deinem Kalender ein. Sage nicht ab. Dieser Termin ist mindestens so wichtig wie jeder andere – ob beruflich oder privat. ☐
3. Kommuniziere mit deinem Körper durch Gedanken und Berührungen. Höre hin, was deine Körperteile zu berichten haben. ☐
4. Verbringe immer öfter Zeit mit deinem Körper. Vielleicht bietet sich dafür ein regelmäßiger Termin an. ☐
5. Teile deinem Körper mit, dass du ihn akzeptieren möchtest und eine konstruktive Beziehung mit ihm eingehen möchtest. ☐
6. Erkläre deinem Körper, warum du seine Mitarbeit brauchst und warum du manche Dinge mit ihm durchführst, die er vielleicht zunächst ungewöhnlich findet (z. B. in Kompression einpacken). ☐
7. Sage deinem Körper, dass du immer an seiner Seite stehen wirst, dass du ihn nie verlassen und auf ihn aufpassen wirst. ☐
8. Versprich dir und deinem Körper, dich über Gesundheit zu informieren und auszuprobieren, was euch guttut. ☐
9. Nimm dir vor, geduldig mit dir und deinem Körper zu sein. ☐
10. Danke deinem Körper für all die Dinge, die er für dich tut. Für die Beine, die dich tragen. Die Arme, die es dir erlauben, andere Menschen zu umarmen. Die Zunge, die für dich deine Lieblingsfrüchte schmeckt, und dein ganzes Organsystem, das aus den Lebensmitteln Nährstoffe für dich filtert und neue Zellen daraus aufbaut. ☐
11. Sage ihm auch, dass du ihn darauf aufmerksam machen wirst, wenn er in Routinen verfällt, die ihm nicht guttun oder die es dir schwermachen, mit ihm zusammenzuleben. ☐
12. Mache deinem Körper kleine Geschenke und versorge ihn gut mit wohltuender Pflege und passender Kleidung.

Be kind to yourself

1. Stelle dir deinen persönlichen „Lebens-Eimer“ vor oder zeichne ihn: Welche Steine – also z. B. welche Tätigkeiten, Aspekte usw. – haben in deinem Leben immer Platz? Welche Position im Eimer nehmen die verschiedenen Aspekte von Gesundheit ein? ☐
2. Notiere, was du tun möchtest, um mehr Gesundheit in deinen Eimer zu bringen. Möchtest du die Gesundheitssteine zuerst einfüllen? Oder sie in kleine Segmente zerteilen, damit sie zwischen die anderen Steine passen? ☐
3. Denke daran, im Symptomtagebuch aufzuschreiben, was du für deine Gesundheit getan hast. Manchmal schauen wir nur auf das, was wir nicht geschafft haben. ☐
4. Überlege dir, was du deinem inneren Kritiker antworten kannst, wenn er dir wieder einmal erzählt, du seist nicht gut genug. ☐
5. Suche dir 3 Gesundheitsaspekte aus, auf die du dich (zuerst oder als Nächstes) konzentrieren möchtest, um eine positive Veränderung in Gang zu bringen. ☐
6. Male dir auf, wie dein Päckchen aussieht, das du mit dir trägst, damit du verständnisvoll mit dir sein kannst, wenn du mal nicht alles schaffst, was du möchtest. ☐

DANKSAGUNG

Durch meine damalige Ärztin Dr. Irena Chylarecki in Mainz hatte ich kompetente Hilfe an meiner Seite und ihre enthusiastischen Aufforderungen „Sie müssen darüber schreiben!“ im Kopf.

Durch Larissa, meine Physiotherapeutin, konnte ich leichter am Ball bleiben.

Durch das Sanitätshaus Anima hatte ich eine tolle Anlaufstelle und passende Kompression.

Ohne die Hilfe des Verlags – Pepe Peschel, Katja Koschate, Melanie Asche – sowie meine Beraterinnen Lynn Westenberger und Eva Marianne Schulz wäre „Leichter leben mit Lipödem“ mit Flüchtigkeitsfehlern gespickt (und doppelt so lang). Danke Eva für deine liebevollen Kommentare („Das ist ein Großschreibwort“).

Ohne Simone Löbl von Lipödem Hilfe Deutschland e. V. wäre ich am Anfang völlig ratlos gewesen.

Durch Rainer Kraus von Lymphe und Gesundheit (Lymphverein), Susanne Helmbrecht vom Bundesverband Lymphselbsthilfe e.V., Ulrike Heindel-Hammer (Lymphtag der Orthopädie- und Rehatechnik), Kerstin Waldvogel-Röcker und Tanja Pulfrich (Geschäftsstelle des Lymphologicum Deutsches Netzwerk Lymphologie e.V., Redaktion Lympholife) sowie die Stiftung Gesundheit hat „Leichter leben mit Lipödem“ fachlich hochkarätige Unterstützung erfahren.

Durch die 15 Expertinnen, die zu diesem Buch beigetragen haben, ist es so vielschichtig und interdisziplinär wie kaum ein anderes Buch geworden.

Durch Lucia Maria Safa und Janina Hinz bietet unsere Facebookgruppe „Leichter leben mit Lipödem" vielen Betroffenen eine freundliche und unterstützende Anlaufstelle.

Meiner Frau, Alice Lindmann, gilt besonderer Dank. Meine Launen, meine Ideen, meine täglichen Berichte aus der Lipödemwelt, meine unzähligen Fragen, die ich während des Schreibens von „Leichter leben mit Lipödem" und beim Aufbau einer unterstützenden Community mit ihr teilen durfte, müssen sie gelegentlich zur Verzweiflung gebracht haben. (Sie hat es sich nicht anmerken lassen.) Bei vielen Entscheidungen hat sie mir den Rücken gestärkt, eigene Ideen eingebracht und immer wieder gesagt: „Bring noch etwas Persönliches ein." Alice hat mich gestärkt, gestützt und bekocht und manchmal hat sie dafür gesorgt, dass ich das Manuskript zur Seite lege und mal schlafen gehe. Sie hat das Buch in einer schrecklichen englischen Computerübersetzung gelesen (denn sie spricht noch kein Deutsch) und trotzdem durchgehalten und wunderbare Anregungen verfasst. Danke, Alice!

Bibliografische Information der Deutschen Nationalbibliothek
Die Deutsche Nationalbibliothek verzeichnet diese Publikation in der deutschen Nationalbibliografie; detaillierte bibliografische Daten sind im Internet über https://dnb.de abrufbar.

ISBN 978-3-8426-2941-7 (Print)
ISBN 978-3-8426-2942-4 (PDF)
ISBN 978-3-8426-2943-1 (EPUB)

4., aktualisierte Auflage

Die Ratgebermarke der Schlütersche Fachmedien GmbH
Hans-Böckler-Allee 7, 30173 Hannover
www.humboldt.de
www.schluetersche.de

Um dem Umstand Tribut zu zollen, dass vor allem Frauen betroffen sind und dass wir Frauen Hilfe benötigen, benutze ich in diesem Buch durchgehend die weibliche Form. Bezüglich der Therapeuten*innen und Ärzten*innen verwende ich den Genderstern, je nach erlebter Situation die männliche, weibliche und neutrale Form, und ich habe weibliche Experten um ihre Beiträge gebeten, die in ihrem Beruf herausragend sind und mit Leidenschaft für Lipödem-Patientinnen im Einsatz sind. Mir war bei der Recherche aufgefallen, dass Expertinnen häufig nur als Co-Autorinnen erwähnt wurden oder dass ihr Beitrag häufig gar nicht genannt wurde sowie dass es einige Lymphkongresse gibt, bei denen kaum Sprecherinnen eingeladen werden.

Lektorat: Pepe Peschel, PEPE Die Redaktion für Gesundheit & Medizin, München
Covergestaltung: ZERO Werbeagentur, München
Covermotiv: Lia Lindmann
Satz: PER MEDIEN & MARKETING GmbH, Braunschweig
Fotos: S. 8: Alice McKim; S. 19 unten: Tom van Eerten; alle anderen: Lia Lindmann
Druck und Bindung: gutenberg beuys feindruckerei GmbH, Langenhagen